Dr. Günter Theis
Gesund durch Wein

Dr. Günter Theis

Gesund durch Wein

Ratgeber Ehrenwirth

Diese Buch soll Ihnen helfen, gesund zu leben. Es kann kein Ersatz für die Untersuchung und den Rat einer erfahrenen Ärztin oder eines Arztes sein, insbesondere wenn Sie krank sind. Suchen Sie deshalb unbedingt eine Ärztin oder einen Arzt Ihres Vertrauens auf, wenn Sie das Gefühl haben, Sie sind nicht gesund.

ISBN 3-431-04026-8

Internet: www.ehrenwirth.de
Redaktionelle Bearbeitung: Manfred Grauer, Fürstenfeldbruck
Umschlag: Rainald Schwarz, München
Umschlagfotos: Gettystone, Deutschland
Satz: ew print & medien service gmbh, Würzburg
Druck: Westermann Druck, Zwickau
Printed in Germany

Inhalt

1. Einleitung 9
Fragestellung 9
Lösungsweg 10
Epidemiologie 10
Die Framingham-Studie 11
Das französische Paradox 12
Forschungsmethoden 14
Die Ausgangsdatenlage 16

2. Effekte des Alkohols 26
Metaanalysen 26
Die Nancy-Studie 29
Gefäßkrankheiten 30
Alzheimer-Krankheit 31
Die Kopenhagen-City-Studie 32
Wirkprinzipien des Alkohols 37
Cholesterinstoffwechsel 38
Blutgerinnung 42
Die Radikale im Organismus 43
Lipoprotein (a) 43
Diabetes mellitus 46
Raucher 46

3. Weinkonsum 49
Kreislauf 49
Wein und andere Getränke 51
Einzelergebnisse 52
Spezielle Weinwirkungen 54
Antioxidanzien 55
Die Endosymbionten-Hypothese 56
Altersforschung 58
Radikalenfänger 60
Wein-Inhaltsstoffe 62
Entzündungs-Hypothese 67

4. Weißwein 69
Freiburg 69
Mainz 72
Versuchsbeschreibung 72
Die Ergebnisse 74
Risikofaktoren oder Überlebensgarantie? 76

5. Unterschiede zwischen Rot- und Weißwein 79

6. Den Weineffekt begleitende Wirkfaktoren 81
Die Sieben-Länder-Studie 81
Folsäure 85
Olivenöl 86
Fetthaushalt 87
Immunonutrition, spezielle Kost für das Immunsystem 89
Olivenöl und Blutdruck 90
Brot 91
Knoblauch und Zwiebel 93
Seefische 94
Die Lyon-Diet-Heart-Studie 95
Tofu 96
Käse 97
Geflügel 98
Klima 100
Der psychologische Hintergrund 101
Stress 101
Reaktionstypologie 102
Beruflicher Stress 103
Entspannung 104
Depressionen 106
Soziales Leben oder: Das Rätsel von Roseto 107

7. Schäden, die Alkohol anrichten kann 110
Kosten 110
Sucht 111
Gehirn und Nerven 112
Verdauungskanal 114
Herz 114
Blutdruck 115
Leber 116
Bauchspeicheldrüse 120
Zwillingsforschung 120
Psychopathologie 121

Fetales Alkoholsyndrom 122
Alkohol und Krebs 123
Allergie und Intoleranz 126
Gewicht 127
Zähne 128

8. Trittbrettfahrer 129

9. Mediterrane Gebote 132
(sehr frei nach *Heinrich Böll*)

Weiterführende und Grundlagenliteratur 133

Stichwortverzeichnis 134

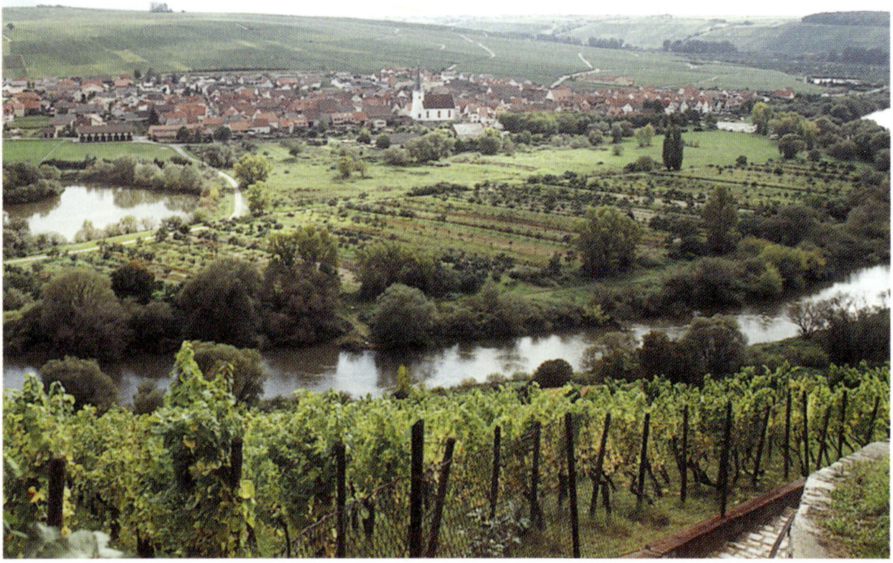

1. Einleitung

Fragestellung

Mit selbst gemachtem Quittengelee dick bestrichene Toastscheiben tauchte meine Tante Therese (im Dialekt der Mittelmosel: Tante Trees) in ihren Milchkaffee – und auch der war noch mit Zucker gesüßt. Ein Anblick, der mir nicht nur wegen der nun aufgeweicht und schwammig im hellbraunen Kaffee schwimmenden Brotkrumen unangenehm war, sondern auch, weil mich dieses Essverhalten in tiefe Loyalitätskonflikte stürzte: Ich sollte doch, als noch sehr junger Doktor, sie, die alte Tante, ärztlich betreuen. Aber meine Ermahnungen zu ihrem Zuckerverbrauch blieben genauso schwammig wie die schwimmenden Brotbröckchen.

Loyalitätskonflikte

Ich kannte ja ihre Antwort: »Bub, mit unserem Wein werd' ich trotzdem alt.« Und ich ahnte ja auch, dass sie Recht hatte, sah ich doch täglich die hochbetagten und gesunden, ja vitalen Leutchen dieser Weingegend. Nur ging der oben erwähnte Loyalitätskonflikt noch tiefer, hatte ich doch intensiv lernen müssen – und ein Medizinstudium ist sehr lang –, dass schädlicher als Alkoholgenuss allenfalls Rauchen ist. Konnte man diese ganz anders lautende Botschaft unter die Leute bringen? Lässt sich ärztliche Arbeit überhaupt ohne erhobenen Zeigefinger leisten?

Mit dem vorliegenden Ratgeber habe ich einen Weg gefunden, diese Fragen so zu beantworten, dass nicht nur ein gesundheitlicher Gewinn, sondern auch ein Plus an Lebensqualität auf dem Boden mehrfach bestätigter Forschungsergebnisse erreicht werden kann.

Gesundheitlicher Gewinn ist ein Plus an Lebensqualität

Ergebnisse aus der medizinischen Forschung dürfen nur dann als gesichert gelten und als Grundlage ärztlicher Entscheidungen angewendet werden, wenn großzügig angelegte Untersuchungen überzeugende Beweise geliefert haben und andere Forschergruppen diese haben bestätigen können.

Bei der Frage, wie eine als zuverlässig geltende Untersuchung auszusehen hat, müssen wir uns zuerst über die genaue Formulierung eines Forschungsauftrags klar werden. Dieser Ratgeber beschäftigt sich mit der uralten Frage des Menschen nach seinem Leben und

Sterben. Naturwissenschaftlich betrachtet zerfällt diese in mehrere Teilprobleme: Wann stirbt der Mensch? Wieso stirbt ein Mensch vor der Zeit? Was kann die Lebensdauer des Menschen verlängern?

Lösungsweg

Epidemiologie

Die medizinische Forschung konnte sich in den 40er und 50er Jahren des zu Ende gegangenen Jahrhunderts nicht mehr länger der Einsicht verschließen: Seit der Anwendung der Erkenntnisse, wie Infektionskrankheiten und Epidemien wirksam verhütet werden können, die einen enormen Gewinn an durchschnittlicher Lebenserwartung erbrachten, stieg die Lebenserwartung der Menschen in der industrialisierten Welt nicht mehr weiter an – und dies, obwohl auch auf anderen Gebieten der medizinischen Forschung wesentliche Fortschritte zu verzeichnen waren.

Durchschnittliche Lebenserwartung

Bis zum Zweiten Weltkrieg war das wirksamste Instrument zur Verbesserung der Lebenserwartung die Epidemiologie gewesen. Epidemiologie ist die Lehre von Häufigkeit, Verteilungsmuster und Ursache von Krankheiten innerhalb von großen Bevölkerungsgruppen.

Diese Form der Ursachenforschung sollte nun auch eingesetzt werden, um das Ausbleiben weiterer Verbesserungen der Lebenszeit bei den Menschen der industrialisierten Welt zu beleuchten. Die sicherste statistische Form, diesen Fragenkomplex mit verlässlichen Antworten zu bedienen, ist die so genannte Kohortenstudie. In der Militärorganisation des alten Rom war eine Kohorte der zehnte Teil einer Legion. Bei einer Kohortenstudie muss ein Bevölkerungsanteil – ausreichend groß, um auch repräsentativ zu sein – ausgewählt und von diesem Zeitpunkt an medizinischen Kontrollen unterworfen werden, die im Vorhinein festgelegt werden und geeignet sein müssen, die ebenfalls vorher formulierte Fragestellung zu beantworten. Da man die Resultate erst in der Zukunft erhält, wird solch eine Studie prospektiv genannt. Vom Überwachungszeitraum gilt dasselbe wie von der gewählten Kohortengröße, d.h. je größer, desto aussagestärker. Eine solche Kohorte wurde in den USA ausgewählt.

Kohortenstudie

Man wusste bereits vor dem Zweiten Weltkrieg, dass die Krankheitsgruppe, die es genauestens zu untersuchen gelten würde, die Herz- und Gefäßkrankheiten sein müssten.

In diesem Rahmen hat man sich auf die sogenannten Risikofaktoren konzentriert.

Risikofaktoren

Die Framingham-Studie

Nach dem Zweiten Weltkrieg war es dann so weit: 1948 wurden 5209 Männer und Frauen im Alter zwischen 30 und 62 Jahren mit der finanziellen Hilfe des Amerikanischen Kongresses in der Kleinstadt Framingham ausgesucht. Framingham liegt in Massachusetts, ca. 25 Meilen östlich von Boston, und zeichnet sich durch absolut gar nichts Besonderes aus, ist also ideal für eine repräsentative Untersuchung. Diese Untersuchung, die *Framingham Heart Study*, verfolgt alle irgendwie verdächtigen Risikofaktoren und natürlich auch alle erlittenen Krankheiten im Leben der an ihr Beteiligten. Seit 1950 erfolgt alle zwei Jahre bis heute eine weltweite Veröffentlichung der bis dahin getätigten Auswertungen. Im Jahre 2000 wurde das 50-jährige Jubiläum dieser Studie gefeiert. 1971 wurde eine Nachkommenschaftsstudie angehängt: 5124 Probanden, Kinder und Angeheiratete der Ursprungskohorte wurden in dieses Programm aufgenommen.

50 Jahre Framingham Study

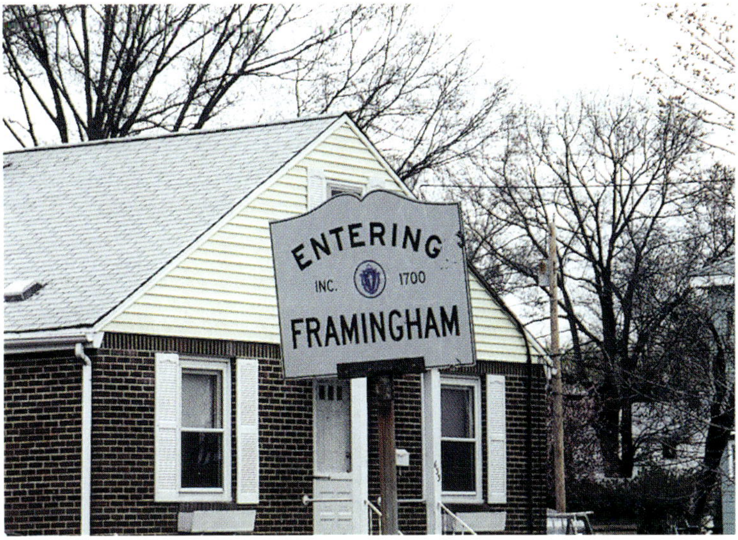

An der Stadtgrenze von Framingham

© Lynda Neue, Framingham

Für den Sommer 2001 ist geplant etwa 6000 Enkel der ersten Probandengruppe als Kohorte der 3. Generation einzuschreiben. Die zu klärenden Fragen werden auf die Alzheimer-Erkrankung und die Schwerhörigkeit ausgedehnt werden. Auch Querverbindungen zu genetischen Forschungen sollen überprüft werden. Daraus ist in Framingham eine heftige Diskussion entbrannt, da die genetische Seite ganz oder teilweise einem profitorientierten Unternehmen anvertraut werden soll, so dass die Motivation der Probanden fraglich werden könnte.

! Bis zum heutigen Zeitpunkt sind mehr als 250 verschiedene Risikofaktoren isoliert und beschrieben worden. Die Forschungsergebnisse, die sich während dieser 50 Jahre in ca. 1000 Erstveröffentlichungen niederschlugen, sind aus dem alltäglichen Leben jedes Einzelnen von uns nicht mehr wegzudenken; sie haben unser Leben ähnlich stark beeinflusst wie die Erfindung des Automobils. Die wichtigsten Risikofaktoren werden im Folgenden erläutert.

Risikofaktor: Dieses Wort beinhaltet bereits das Urteil, das Risiko müsse ausgeräumt werden, um einen Nutzen zu haben. (Risiko stammt aus dem frühitalienischen Sprachgebrauch von »rischiare«: Ein Riff umschiffen.)

Weniger Fett, Zigaretten und Alkohol

Nachdem nun die US-amerikanischen Gesundheitsbehörden diese Framingham-Studie organisierten, waren sie auch die Ersten, die die Ergebnisse anwendeten. Griffige Formulierungen wurden zuerst den Amerikanern und wenig später auch uns in Europa gepredigt: Weniger Fett in der Nahrung, weniger Zigaretten, weniger Alkohol, mehr Bewegung, niedrigerer Blutdruck usw. – insgesamt alles an Verhaltensmaßregeln, was bis heute Bestand hat. Alles? Nein, ein von unbeugsamen Galliern bevölkertes Land schickte gewissermaßen als Revanche für diese strikten Gebote eines puritanischen Lebensstils seine Forscher mit ganz anders gearteten Ergebnissen in die USA. Motto: Statt Fittness und Wellness, Weingenuss und Gänseleber. Oder: Ein Leben wie Gott in Frankreich nützt mehr als Kargheit und Bescheidenheit.

Das französische Paradox

Eine so offensichtliche Gegnerschaft zu den gültigen Forschungsergebnisse konnte nur paradox genannt werden. Und so wurde diese französische Botschaft bekannt: als »das französische Paradox«. Laut Duden ist es uns im Deutschen erlaubt für Widersinnigkeit die Worte Paradox, Paradoxon und auch Paradoxie zu verwenden. Bei dem letztgenannten Begriff heißt es »scheinbar falsche Aussage, die auf eine höhere Wahrheit hinweist«.

Gesunde, genussbejahende Lebensweise?

Sollte wirklich bewiesen worden sein, dass eine angenehme und genussbejahende Lebensweise genauso gesund sein kann wie die zuerst erwähnte Bescheidenheit?

Die Hauptaussage der von dem französischen Epidemiologen *Prof. Dr. Serge Renaud* vorgestellten Forschungsergebnisse ist: In Frankreich liegt trotz hohem durchschnittlichem Nahrungsfettverbrauch die Herzinfarktrate deutlich niedriger als in allen anderen Ländern mit ähnlich hoher Fettaufnahme, und zudem trinken die Franzosen auch noch mehr Wein als ihre Nachbarn.

Zu diesem Zeitpunkt war bereits bekannt, dass der durchschnittliche Fettverbrauch in Frankreich pro Kopf der Bevölkerung genauso hoch war wie in anderen europäischen Ländern, die Herzinfarktrate aber deutlich geringer, dafür aber der Weinverbrauch wieder höher – nach Meinung von *Prof. Serge Renaud* ein deutlicher Hinweis auf einen Schutzfaktor im Wein.

Situation der französischen Weinwirtschaft

Das französische Paradox als griffige Formulierung konnte passender für die Situation der französischen Weinwirtschaft nicht kommen, denn diese litt an einem Rückgang des Inland-Weinabsatzes um die Hälfte innerhalb von knapp 25 Jahren. Wie günstig sich das französisches Paradox auf die Weinwirtschaft in Frankreich ausgewirkt hat, zeigt die Tatsache, dass es mittlerweile gelungen ist, die Inlandsverluste durch Auslandsgeschäfte auszugleichen. Vom roten Burgunder beispielsweise wird heute mehr als die Hälfte exportiert.

Ein schmackhaftes Forschungsthema

Nicht nur dies war für viele internationale Forschergruppen Antrieb genug, die Ergebnisse der französischen Epidemiologen zu überprüfen. Ein weiterer Grund ist sicher aus der Situation des Forschers zu verstehen. Selten hat es ein derart angenehmes und schmackhaftes Forschungsthema gegeben. Man sollte aber dem stolzen Gallier einerseits und dem skeptischen Forscher andererseits einen Blick in die Geschichte der Medizin empfehlen, denn ganz so neu ist die Idee eines positiven Effekts von Alkohol/Wein doch nicht.

Angina pectoris

Ein englischer Arzt war es, *William Heberden*, der 1786, als er selbst schon 76 Jahre zählte, den schmerzlindernden Effekt von Alkoholgenuss auf Angina-pectoris-bedingte Schmerzen beschrieb. Bei der Angina pectoris (Enge der Brust ist die wörtliche Übersetzung) kommt es durch Verengung der Herzkranzgefäße zu einem Vernichtungsschmerz hinter dem Brustbein. Wahrscheinlich war *Heberden*, der 91 Jahre alt werden sollte, sein eigenes Beobachtungsobjekt.

Forschungsmethoden

Zuerst mussten sich die verschiedenen internationalen Forscherteams, die sich mit dem aufgeworfenen Problem beschäftigen wollten, auf eine gemeinsame Maßeinheit verständigen. Wie schwer dies sein kann, zeigte sich in Deutschland, als die Angabe der Motorstärken unserer Kraftfahrzeuge von PS auf kW umgestellt wurde. Mit dem Alkohol ist es noch etwas schwieriger, weil der Alkoholgehalt der verschiedenen Getränke schwankt: zwischen 2,8% bei Leichtbieren und bis zu 60% bei Whisk(e)ys der Faßstärke. Gleiche Getränke bedeuten nicht den gleichen Alkoholgehalt. Weine können zwischen 8,5% und fast 14% rangieren; bei Sherry und Port liegt der Alkoholgehalt noch höher. Different sind auch die typischen Glasgrößen. Zwischen Stamperl und Maß liegt ein himmelweiter Unterschied.

Verschiedener Alkoholgehalt der Getränke

Dann kommt das zweite Problem: Wie berechnet man aus verschiedenen Getränken und unterschiedlichen Glasgrößen den Alkoholgehalt? Eine Beispielrechnung soll das verdeutlichen:

- Angabe in Flüssigkeitsvolumen = Vol.% auf dem Etikett;
- 1 ml Alkohol wiegt 0,8 g;
- 1 l mit beispielsweise 12 Vol.% Alkohol enthält 120 ml Alkohol; das sind also 96 g Alkohol;
- in 0,7 l Flüssigkeit sind also 67,2 g Alkohol;
- in einem 0,2-l-Glas des hier als Beispiel dienenden Getränks befinden sich demnach rund 20g Alkohol.

Könnten Sie sich vorstellen, dass auch nur ein Proband (so nennt man jene Menschen, die sich innerhalb einer Studie zum Beobachtenlassen bereitfinden) diese Rechnungen genau und über eine lange Zeit hätte durchhalten können? Man stelle sich nur eine feuchtfröhliche Feier mit verschiedenen Getränken, diversen Glasgrößen, unterschiedlich voll gefüllten Gefäßen und auch wechselnd nüchternen Probanden vor.

Standard Drink Unit

Also wurde als Maßeinheit der »Drink« (Standard Drink Unit = SDU) akzeptiert, etwas ungenau, weil die jeweilige spezifische Trinkgefäßgröße für das jeweilige Getränk damit gemeint ist, was ebenfalls schwanken kann – aber man kann sich daran orientieren und entsprechend den Anforderungen epidemiologischer Verfahren ausreichend genau arbeiten. Mittlerweile hat sich auch die WHO, die

Weltgesundheitsorganisation, eingeschaltet. Sie empfiehlt folgende Trinkeinheiten: 10 g Alkohol sind ungefähr in 0,25 l Bier, in 0,125 l Wein oder in 20 ml Schnaps enthalten. Auf manchen Verpackungseinheiten ist die SDU-Angabe bereits eingeprägt; so lässt die Fischer-Brauerei aus Schiltigheim bei Straßburg auf einer 0,33-l-Flasche Desperados (eine Bierspezialität) »beinhaltet approx. 1,6 SDU« aufdrucken.

Eine weitere Quelle von Ungenauigkeiten wurde erst im Nachhinein festgestellt: Bei gleichen statistisch errechneten medizinischen Effekten differieren europäische und US-amerikanische Trinkmengenangaben durchschnittlich um einen Faktor 2, d. h. anscheinend wird in den USA weniger Alkohol konsumiert als in vergleichbaren europäischen Kohorten. Die Erklärung hierfür ist eine sehr menschliche:

Amerikanische Probanden untertreiben gerne ihre Mengenangaben, sogar bei anonymer Befragung – möglicherweise ein Produkt der puritanisch geprägten Gesellschaft. Ein Direktor der Framingham Studie, *Prof. Curtis Ellison*, wird in diesem Zusammenhang mit folgenden Worten zitiert: »Wenn es um Trinkgewohnheiten geht, lügen die Amerikaner bei weitem mehr als die Europäer.« Dieses zutiefst menschliche Problem wird mit dem Ausdruck »Underreporting« umschrieben.

MONICA-Studie

Um auch hier die größtmögliche Genauigkeit zu erzielen, hat man bei der von der Weltgesundheitsorganisation initiierten *MONICA-Studie (Monitoring of Trends and Determinants of Cardiovascular Disease* = Verfolgung kardiovaskulärer Erkrankungen) in der deutschen Kohorte in Augsburg das folgende, sehr aufwändige Verfahren gewählt. 1984 wurde aus der mehr als eine halbe Million Einwohner zählenden Region stichprobenartig eine Auswahl von 5312 Personen getroffen; diese wurden mit Fragen zu ihrem Alkoholkonsum konfrontiert:

- Wie viel Bier, Wein und Schnaps sind am letzten Wochenende getrunken worden?
- Wie viel Bier, Wein und Schnaps haben Sie am letzten Werktag getrunken?

Validierung der Zuverlässigkeit

Die Gesamtmenge wurde errechnet durch die Addition der Wochenendmenge zum Fünffachen der Werktagsmenge. Um die Zuverlässigkeit dieser Methode zu validieren, wurde die Sieben-Tage-Erinnerungsmethode mit einem Sieben-Tage-Ernährungsprotokoll verglichen. Bei diesem mussten 899 Probanden eine Woche lang ihre Nahrungs- und Getränkeaufnahme aufzeichnen. Die Zuverlässigkeit der Methoden, wenigstens in Augsburg, war ausgezeichnet, denn mit der Erinnerungsmethode wurden durchschnittlich 35,5 g Alkoholkonsum pro Tag errechnet, mit dem Ernährungsprotokoll kam man auf 34,7 g/Tag.

Es gilt heute als wissenschaftlicher Standard, dass wirksame Stoffe doppelblind gegen andere, unter Umständen unwirksame Substanzen getestet werden. Doppelblind heißt, dass weder der verordnende Arzt noch der Patient bei neutral verpackter Verabreichung eines Wirkstoffs bis zur so genannten Entblindung weiß, wer was bekommen hat. Der unwirksame Stoff wird Placebo (lateinisch: »Ich werde gefallen«) genannt. Aber ein Placebo gegen Wein oder andere Alkoholika zu testen bedeutet, dass der Geschmack gleich sein muss. Weder gibt es Placebos, die schmecken wie echt, noch Weine, die nach rein gar nichts schmecken. Also muss man sich allein auf epidemiologische Studien verlassen.

Bezüglich der Alkoholeinwirkungen weiß die Placeboforschung aber einiges beizutragen: Bis zu 95% der Probanden, denen man ein neutrales Placebo mit der Information verabreichte, sie würden jetzt reinen Alkohol testen, glaubten Trunkenheitssymptome an sich zu bemerken.

Die Ausgangsdatenlage

Eine derart paradox anmutende Botschaft wie die aus Frankreich ist ein gefundenes Fressen für detektivisch denkende Forscher, und welcher Forscher möchte nicht so logisch deduzieren können wie Sherlock Holmes? Wenn schon in Frankreich der Fettverbrauch und der Weinverbrauch so hoch liegen, die Herzinfarktrate aber so niedrig, was könnte dann noch Ursache dieser scheinbaren Volksgesundheit sein? Aus den Framingham-Ergebnissen sollte sich die Antwort doch ablesen lassen!

Fett- und Weinverbrauch in Frankreich

Frankreich ist ein Land mit ausgeprägt landwirtschaftlicher Grundlage – also sollte dort mehr als ausreichend Obst und Gemüse auf die Tische kommen. Eine erste Enttäuschung: Verglichen mit dem relativen Risiko für koronare Herzkrankheiten (KHK) wird in Frankreich auffallend wenig Obst, Gemüse oder Salat verzehrt, eigentlich nur so viel wie in den nördlichen Gefilden Europas auch.

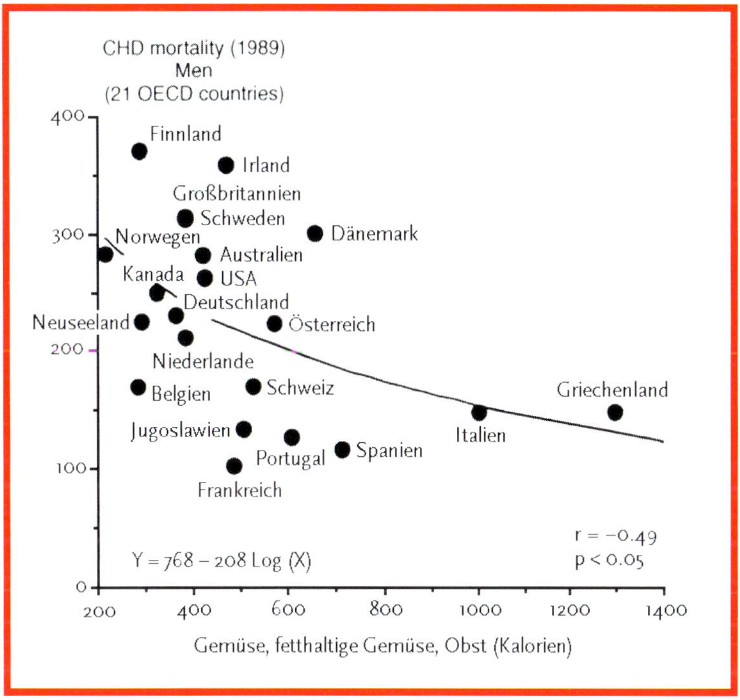

Gemessen am Verbrauch der Vitaminlieferanten Obst und Gemüse zeichnet sich Frankreich nicht durch hohen Verbrauch aus. Betrachten wir die Senkrechte durch Irland oder die Schweiz als Messmarke des durchschnittlichen Verbrauchs an Vegetabilia, steht Frankreich den nördlichen Ländern näher als seinen mediterranen Nachbarn

! Koronare Herzkrankheit bedeutet eine Erkrankung des Herzens, die nur über Veränderungen der Arterien erklärt werden kann, die den Herzmuskel von außen mit Blut versorgen. Andere Herzkrankheiten befallen beispielsweise die Herzklappen, das Herzrhythmussystem, den Herzbeutel oder die Muskulatur des Herzens. Koronarien kommt von Corona, lateinisch für »Ehrenkranz«, weil diese Gefäße wie ein Lorbeerkranz den Herzmuskel umschließen.

Nachdem also die These, in Frankreich würden ausreichende Mengen Obst und Gemüse verzehrt, nicht weiter zu halten war, musste eine weitere Annahme überprüft werden: Ist der Fettverbrauch in Frankreich wirklich so hoch? Auch hierzu stehen epidemiologische Daten zur Verfügung. Bei allem wissenschaftlichen Misstrauen: Die Franzosen essen wirklich viel Fett – sogar, wie die Grafik zeigt, mehr, als wir in Deutschland zu uns nehmen.

Wissenschaftliches Misstrauen

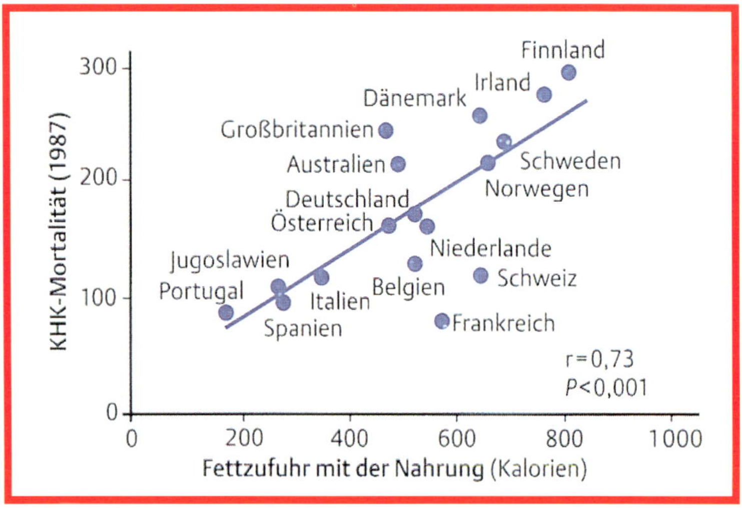

Auch bei der durchschnittlichen nahrungsgebundenen Fettzufuhr findet sich Frankreichs Bevölkerung näher an der Verbrauchsrate der nördlichen Ländern Europas als an den Messwerten der anderen Mittelmeeranrainerstaaten.

Der nächste Schritt der wissenschaftlichen Überprüfung bezog nun, jetzt mit der *MONICA-Studie* unter Kontrolle der WHO, die dank Framingham längstens anerkannten Risikofaktoren Cholesterinspiegel im Blut und Blutdruck mit ein. Ebenfalls überprüft wurde die Fettzufuhr in der Nahrung, diesmal aber nicht nur in Frankreich, sondern gleichzeitig in mehreren Ländern. Die daraus gewonnenen Forschungsergebnisse bestätigen den hohen Fettverbrauch in Frankreich und zeigen auch die durchschnittlich gleiche Ausgangssituation bezüglich der weiteren Risikofaktoren in den anderen Ländern auf.

Cholesterin ist Bestandteil aller tierischen Fette und Öle. Der Organismus benötigt Cholesterin, um Hormone, Gallensäuren und vor allem Zellwände zu produzieren.

Bei ausreichender Nahrungszufuhr kann der Organismus den Cholesterinbedarf auf eigenen Produktionswegen decken. Ein Zuviel an Cholesterin entsteht nur, wenn es ein mehr als ausreichendes Angebot gibt, da dann Eigenproduktion und Aufnahme aus der Nahrung den Bedarf übertreffen. Der Cholesterinüberschuss wird u. a. von so genannten Straßenfegerzellen *(scavenger-pathway)* in den Gefäßwänden abgelagert. Diese können sich nicht nach außen ausdehnen und verlegen so den freien Durchmesser der von ihnen bewachten Ge-

scavenger-pathway

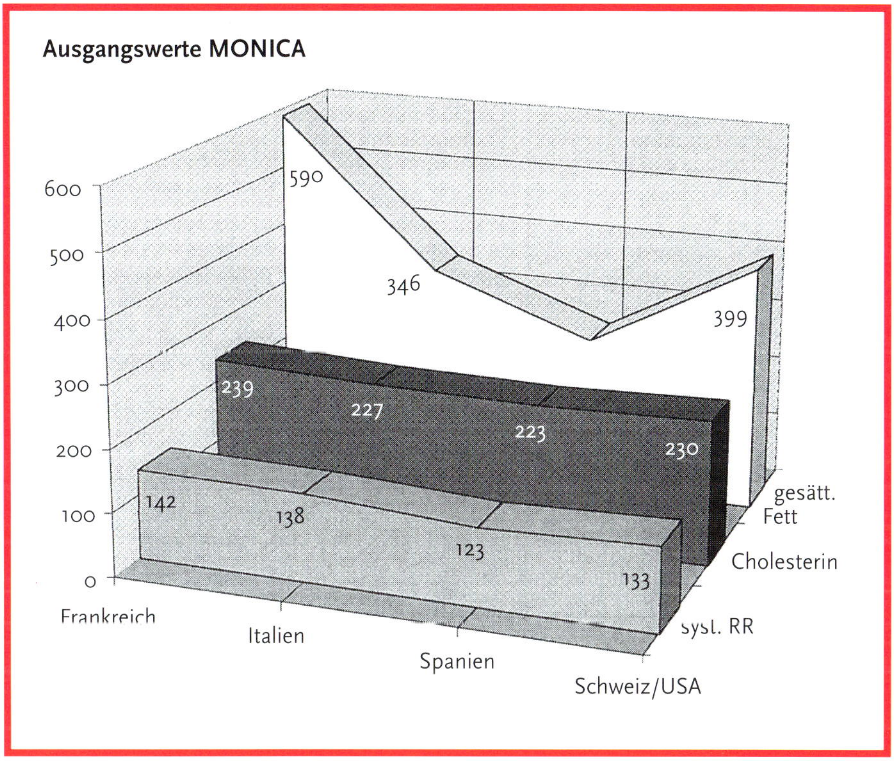

Von Seiten der Weltgesundheitsorganisation wurde die französische Ausgangsbasis ebenfalls überprüft: die typischen Risikofaktoren Blutdruck und Cholesteringehalt des Blutes zeigen keine Differenzen zu vergleichbaren Ländern – die Zufuhr an gesättigten Fettsäuren aber scheint schon auffällig, aber im negativen Sinn, weil zu hoch und allen Diätpredigten zuwiderlaufend.

fäße. Wenn diese eingelagerten Polster aufplatzen, reagiert der Körper mit überschießenden Reparaturvorgängen und das betroffene Gefäß wird verstopft.

Gesättigte Fettsäuren entstammen ebenfalls Nahrungsmitteln tierischer Herkunft und sind in Mittel- und Nordeuropa die wesentlichsten Energieträger in der Nahrung.

Die Fettsäureüberprüfung im MONICA-Projekt der WHO erleichtert die Lösung des französischen Paradoxes kein bisschen. Im Gegenteil: Es wurde erneut bestätigt, dass in Europa ein Land existiert, dessen Bewohner sich trotz eines ungesunden Lebensstils bester Gesundheit erfreuen.

Dr. Watson würde nun zu seinem Freund Sherlock sagen: Aber nun schauen Sie sich die undankbare Rolle an, die wir Briten auf der Abbildung über den weltweiten Fettverbrauch spielen. Wir nehmen

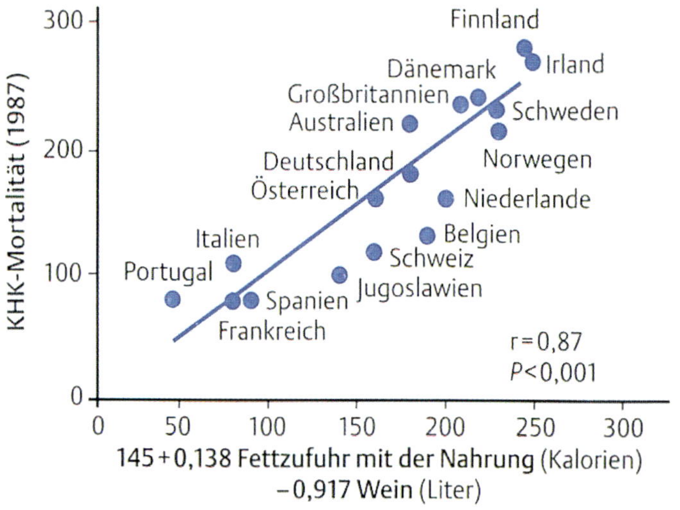

Ein erlaubter statistischer Kunstgriff ist die Ermittlung und rechnerische Ausnützung des relativen Moderationsfaktors Weinverbrauch: und damit nun rückt Frankreich trotz des hohen Fettverbrauchs näher an die mediterrane Sphäre.

weniger Fett zu uns als der französische Nachbar – wahrscheinlich aufgrund unserer bekannt guten Küche –, aber unsere Infarktrate liegt fast dreimal so hoch. Mein lieber Watson, müsste der Meisterdetektiv dann antworten, diese Statistik bedeutet lediglich eine Teilantwort. Beobachten wir genauer, benutzen wir außer unserem gesunden Menschenverstand noch schärfere statistische Rechenmethoden, benutzen wir die Multivarianzanalyse!

Multivarianzanalyse

Mit dieser Multivarianzanalyse (einem statistischen Rechenverfahren, mit dem mehrere veränderliche Größen in ein gemeinsames Blickfeld gerückt werden können) war es zu schaffen, die in der Abbildung dargestellte Fettzufuhr mit dem durchschnittlichen Weinkonsum zu verrechnen, indem pro aufgenommenes Quantum Fett in der Nahrung ein aus dem durchschnittlichen Weinkonsum abgeleiteter Korrekturfaktor abgezogen wurde.

Mit dieser Methode ließ sich sichtbar machen, dass die in der vorhergehenden Abbildung zur MONICA-Studie wie Fremdkörper von der eingezeichneten Ideallinie (Regressionsgerade) abweichenden Länder Frankreich und Großbritannien wieder zurück ins statistische Mittel zu holen sind. Nach dieser Rechnung wäre also die vermin-

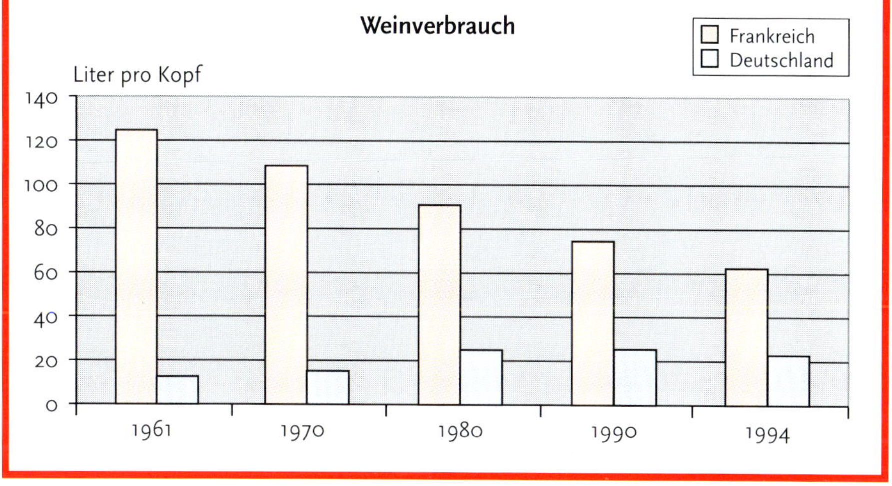

Auch bei sinkendem Weinverbrauch in Frankreich und ansteigendem Konsum desselben in Deutschland bleibt immer noch ein riesiger Unterschied im Trinkverhalten der beiden Nachbarländer.

derte Herzinfarktrate in Frankreich ausreichend zuverlässig durch den Weinverbrauch zu erklären! Mr. Watson dürfte formulieren: Würden wir Briten mehr Wein trinken, hätten wir weniger Herztote.

Mehr Wein allein kann aber nicht die Lösung sein. Ausgehend von einer Unzahl alkoholbedingter Erkrankungen, vor allem in Frankreich, war es in der Vergangenheit ein wichtiges Bestreben französischer Mediziner den Alkoholkonsum im eigenen Land zu reduzieren. Durch Alkoholmissbrauch geförderte Erkrankungen werden in einem späteren Kapitel dieses Buches noch vorgestellt werden; aber bereits jetzt seien die alkoholische Bauchspeicheldrüsenentzündung (Pankreatitis) und die ebenfalls alkoholbedingte Leberschrumpfung (Leberzirrhose) erwähnt.

Krankheiten infolge Alkoholmissbrauch

Bei diesen beiden Krankheiten war die französische Medizin diagnostisch und therapeutisch in der Vergangenheit weltweit führend, was nicht nur positiv zu sehen ist, so wenig wie ein Krieg als Vater aller Dinge positiv gesehen werden kann, weil er die Unfallchirurgen eines Landes durch die nun notwendig gewordene Beschäftigung mit immer mehr Verwundeten immer erfahrener macht. In diesem Licht besehen ist die Tatsache, dass der französische Inlands-Weinkonsum im Sinken begriffen ist, auch von Vorteil.

Ich bin bereits kurz auf die wirtschaftlichen Schwierigkeiten des französischen Weinbaus eingegangen. Aber verglichen mit der deutschen Verbrauchsrate ist überhaupt keine Klage angezeigt. Obgleich

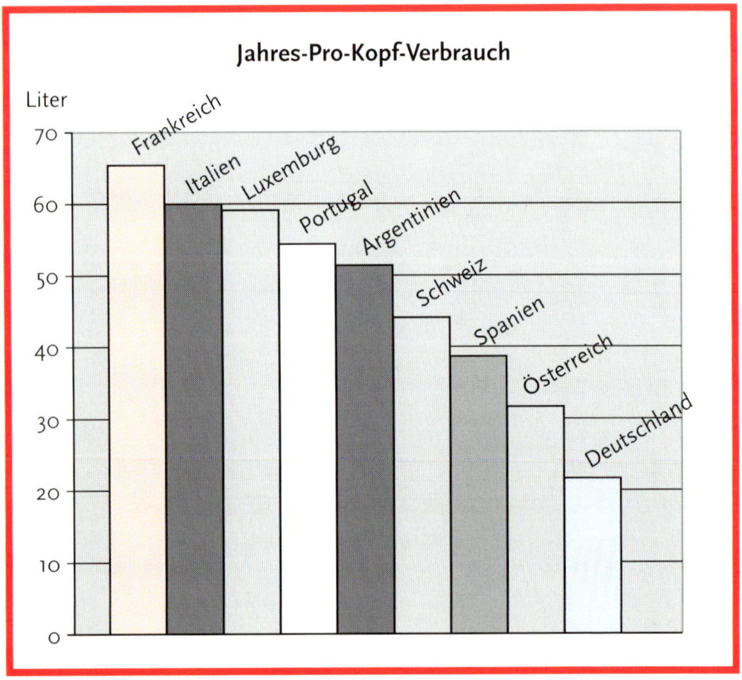

Im weltweiten Vergleich ist der französische Weinverbrauch aber immer noch Spitze, Deutschland ist soweit abgeschlagen, dass man vergessen könnte, dass auch bei uns hervorragender Wein produziert wird.

die Exporterfolge die Weinwirtschaft stabilisiert haben, ist die gesamte Weinanbaufläche in Frankreich noch nicht wieder auf dem Höchstniveau, das sie im letzten Jahrhundert vor der *Phylloxera*-Katastrophe (Vernichtung großer Rebflächen in ganz Europa durch Reblaus-Befall) innehatte. Damit sind auch wunderschöne Weinnamen von der Karte verschwunden, etwa der vielleicht dann doch nicht so begehrenswerte Wein der Lage Château Migraine aus der Gegend von Auxerre in Burgund.

Phylloxera

Die französische Weinindustrie verfügt über ein verlässliches Fundament für ihren Absatz nicht nur in den Trinkgewohnheiten der Franzosen, sondern auch mit ihrer hervorragenden Platzierung im Welthandel: Immer noch ist Frankreich der Welt größter Weinproduzent und Weinexporteur. Anlässlich der Vinexpo-Messe im Juni 1999 in Bordeaux wurden die neuesten Zahlen (aus dem Jahr 1997) veröffentlicht.

Größter Produzent und Exporteur von Wein

Dass das weingesegnete Frankreich dann aber trotzdem noch Weine importiert, muss verwundern. Theoretisch könnte dies Folge der ebenfalls florierenden Tourismusindustrie Frankreichs sein, ange-

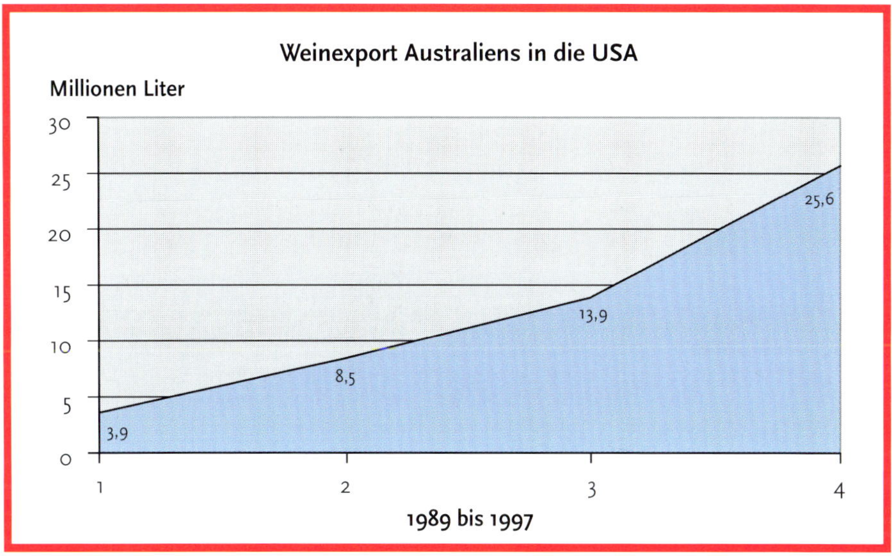

Die aktiven australischen Winzer können gar manchem noch was beibringen, der Export steigt und steigt und steigt …

sichts der die Rechnung Weinquantität geteilt durch Bevölkerungszahl nie stimmen kann. Ein korrigierter Ansatz zur Berechnung durchschnittlicher Verbrauchsmengen aller Güter müsste zur Bevölkerungszahl auch die Touristenzahl addieren. Die Importstatistik, die gleichzeitig mit der Exportstatistik veröffentlicht wurde, kann über die von Touristen getrunkenen Weinmengen keine Angaben liefern.

Import-/ Export-statistik

Gleichsam als Nebenbefund dieser zunächst nur auf Frankreich ausgerichteten Zahlen finden wir auch bezüglich der deutschen Weinwirtschaft Hinweise, die noch weiterer Analyse bedürfen. In Deutschland wird vergleichsweise wenig Wein getrunken; aber trotz der relativ niedrigen Pro-Kopf-Weinverbrauchsmenge ist Deutschland damit der drittgrößte Weinmarkt der Welt. Ein bisschen deutscher Wein wird exportiert, aber importiert wird, als gelte es unser Leben – das kann doch nicht nur ein Effekt der allgemeinen Kenntnis vom französischen Paradox sein. Der deutsche Wein muss es – unverdienterweise – irgendwie geschafft haben seinen Ruf zu ruinieren. (*Joel Payne*: »Deutsche Weine sind maßlos unterbewertet.«) Viel mehr von dem Zauberwort Paradox haben die australischen Winzer profitiert, deren Produktion vor allem durch den Export nach Asien und in die USA geradezu explodiert ist. Aus einer Jahresproduktion von 170 Millionen Liter (Zahlen von 1997) sind 25 Millionen Liter allein in die USA exportiert worden.

Deutsche Weinwirtschaft

Nach den Zahlen des OIV (Internationale Weinbehörde) gibt es keine größeren Weinexportländer als die drei hier führenden Europäer – Deutschland liegt im (schwachen) Mittelfeld.

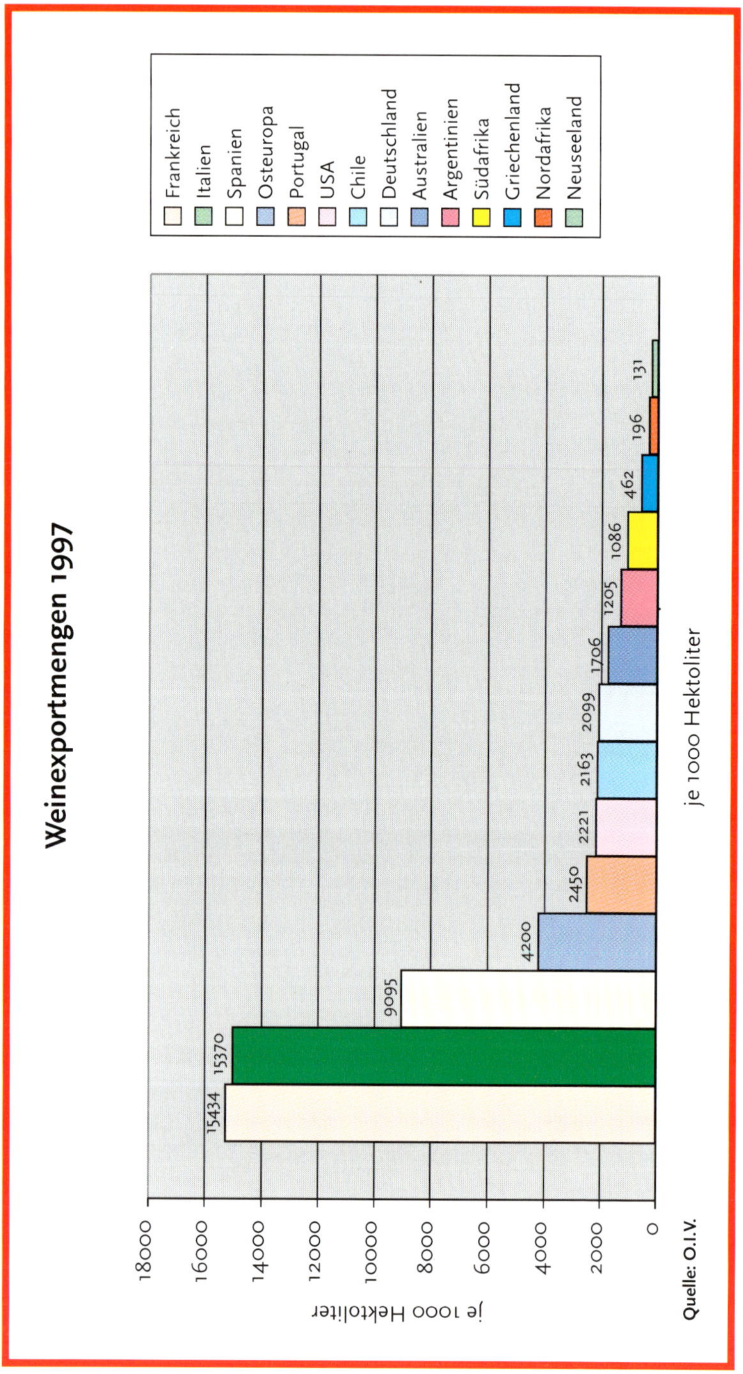

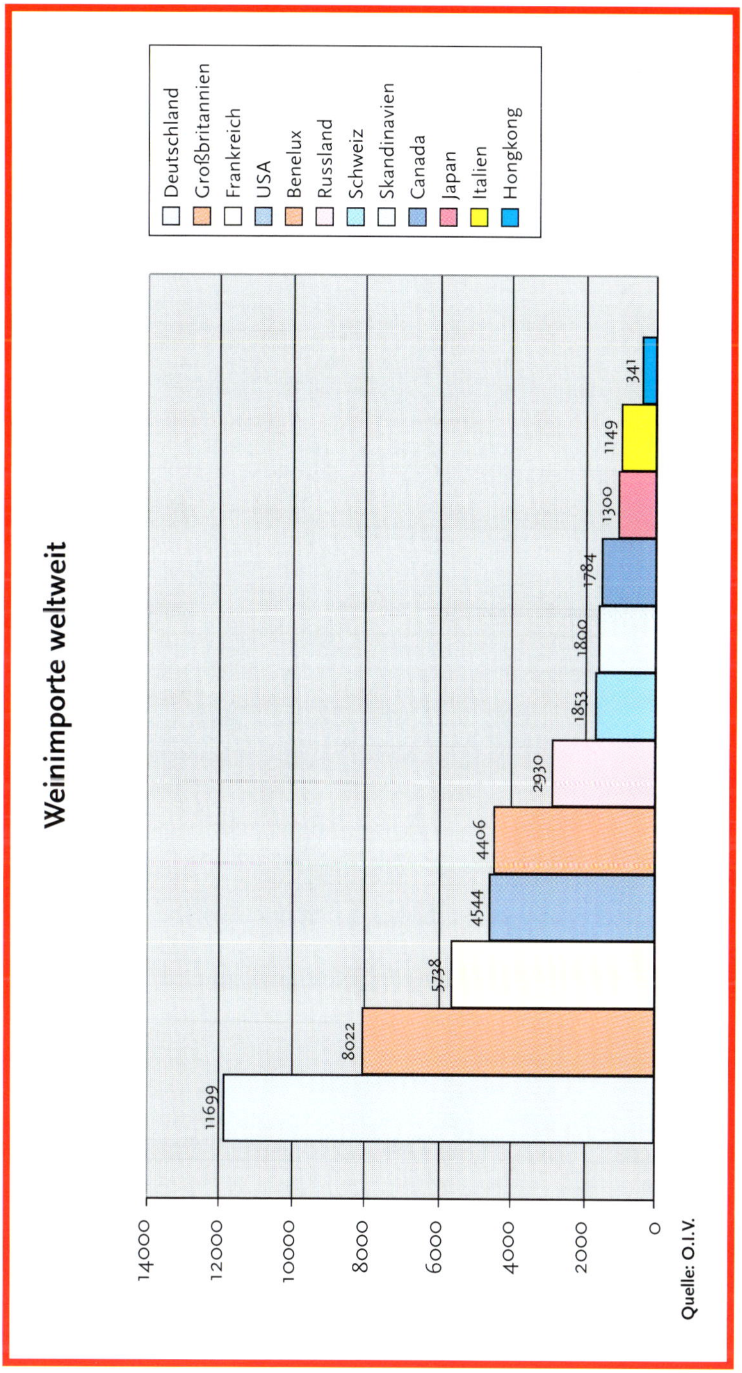

Aber beim Import steht Deutschland stolz auf Position Eins.

2. Effekte des Alkohols

Metaanalysen

Zurück zur epidemiologischen Forschung: Wie schon erwähnt, hat die weltweite Forscherfamilie sich voller Dankbarkeit eines derart angenehmen Arbeitsgebiets angenommen und Studie auf Studie durchgeführt. Mittlerweile liegen so viele vor, dass sogar Metaanalysen folgen konnten.

Metaanalysen sind die Spezialität von mehr statistisch denkenden Wissenschaftlern, die nicht unbedingt selbst ein Gebiet beackern wollen oder können, sondern sich mit der Kritik und Zusammenfassung bereits erarbeiteter Resultate befassen. Auf diese Art können dann auch die zu klärenden Fragestellungen immer mehr präzisiert werden; aber auch die verwendeten Methoden werden durch die fortlaufende Kritik verfeinert. Überhaupt unterliegen neue Forschungsergebnisse vor ihrer Erstveröffentlichung einer Kontrolle durch mehrere unabhängige Teams von auf dem entsprechenden Gebiet versierten Wissenschaftlern *(peer review)*.

Flut von Publikationen

Von Nachteil für die wissenschaftliche Veröffentlichungskultur ist die Tendenz, nur positive Ergebnisse zu publizieren. Negative Ergebnisse werden erst dann geschätzt, wenn sie gegen zeitlich vorhergehende verwendet werden können. Für einen Wissenschaftler ist es angesichts der weltweiten Flut von Veröffentlichungen nicht einfach, sich innerhalb der Forschergemeinde zu behaupten. Bei Bewerbungen um Professuren oder Chefarztpositionen wird oft noch auf die bloße Anzahl der veröffentlichten Artikel Wert gelegt.

Es hat sich aber ein Messwert etabliert, mit dem die wissenschaftliche Durchschlagskraft einer Veröffentlichung oder einer Fachzeitschrift verdeutlicht werden kann. Hierbei handelt es sich um das Zählen der aus einer Erstveröffentlichung stammenden Zitate: Je höher diese Zahl, die Wirkung also (engl.: impact), desto eindrucksvoller die Platzierung. (Zahlen unter Null bedeuten, dass diese Zeitschrift sich noch nicht einmal selbst zitiert.)

So gesehen hat die erste französische Veröffentlichung eines paradoxen Weineffekts keinen besonderen Erfolg gehabt, denn bereits 1980 hatte dies ein Herr *Ducimetière* publiziert, aber er wurde erst mehr als 10 Jahre später von seinem erfolgreicheren Landsmann *Renaud* zitiert. Der Name *Ducimetière* ist vielleicht einer solch positiven Botschaft gegenüber nicht ganz passend gewesen, denn aus dem französischen übersetzt bedeutet er »der vom Friedhof«.

Ducimetière und Renaud

Insgesamthaft gesehen, ist es gelungen, eine J-förmige Beziehung zwischen Alkoholverbrauch und Sterblichkeitsrate zu beweisen.

J-förmige Beziehung

In der Medizin wird diese Abhängigkeit der beiden Messwerte voneinander auch Dosis-Wirkungs-Kurve genannt. Oft ist diese Korrelation (statistische Beziehung zwischen zwei Messgrößen) linear, d. h. je mehr einer bestimmten Einwirkung addiert wird, desto mehr Effekt wird erzielt.

Als Beispiel mag die Zeitdauer dienen, die ein Tourist an seinem ersten Strandtag in der Sonne verbringt: Je länger er sich braten lässt,

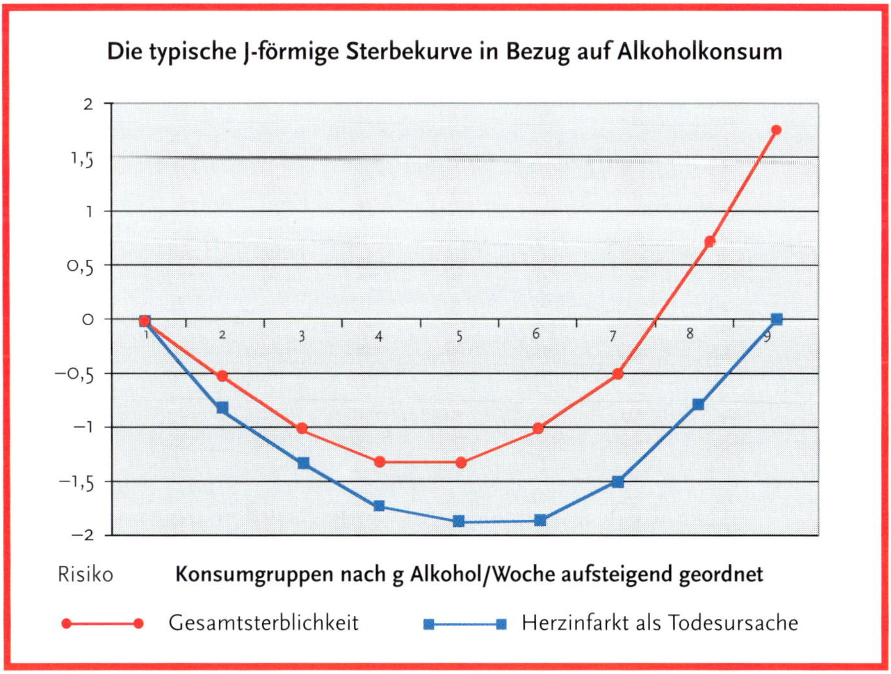

Der J-förmige Verlauf der Kurve, die die statistische Abhängigkeit von Sterblichkeit und Alkoholkonsum demonstriert, demonstriert gleichermaßen den Vorrang der Mäßigkeit im Alkoholverbrauch. Wie sooft liegt das Ideal in der Mitte – zwischen Enthaltsamkeit und Maßlosigkeit.

desto strahlender seine Röte und desto unangenehmer seine erste Nacht im Hotelbett. Eine J-förmige Korrelation aber bedarf zu ihrer Erklärung eines größeren Aufwandes:

Am Nullpunkt leben die Probanden, die bei absoluter Alkoholenthaltsamkeit ein durchschnittliches Sterblichkeitsrisiko haben. Am nächsten Messpunkt sieht man, dass sich bei einem Drink pro Tag eine gewisse Reduktion dieses Risikos abzeichnet. Mit weiteren Drinks pro Tag erfolgt zunächst eine weitere Risikominderung, bis sich bei weiter steigender Trinkmenge dieser Effekt umkehrt und das Risiko wieder steigt. Es steigt dann umso mehr, je mehr getrunken wird.

! Diese Dosis-Wirkungs-Kurve beweist, dass Alkohol mit Maß und Ziel genossen mitnichten zu den schädlichen Produkten unserer Zivilisation zählen muss. Als Metaanalyse stützt sie sich auf 29 verschiedene Studien mit weit über eine Million Probanden. Fast könnte man sagen: Eine Million Menschen können sich nicht irren.

Interessant ist die Beobachtung jener Menschen, die als Gruppe am Nullpunkt dieser Kurve anzusiedeln sind. Sie trinken nicht, weil sie abstinent leben oder weil sie bereits so krank sind, dass sie keinen Alkohol mehr vertragen bzw. gerade eine Entziehungskur durchgemacht haben.

Diese Aussage kann jedoch nicht so stehen bleiben, denn gerade bei einer Metaanalyse muss gesichert sein, dass spezielle Untergruppen trotz der Größe der Fallzahl Beachtung finden und die mathematische Aussage nicht verwässern. Um diese wissenschaftliche Kritik, mit der ich Sie auf die Fallstricke der statistischen Rechnung habe aufmerksam machen wollen, abzukürzen:

Fallstricke der statistischen Rechnung

Es wurde sichergestellt, dass es sich bei der Nullpunkt-Bevölkerung in allen Einzelstudien um gesunde Probanden handelt.

Damit ergibt sich eine Aussage, die schon sehr an die erinnert, die wir oben unserem wissenschaftlichen Mitarbeiter Dr. Watson in den Mund legen wollten: Wer als Gesunder nichts trinkt, schadet seiner Gesundheit! Ausgehend von der schon als skandalös empfundenen ursprünglichen Aussage des französischen Paradoxes scheint dieser Satz die Quintessenz paradoxen Denkens zu verkörpern.

Quintessenz paradoxen Denkens

! Die Überlebensaussichten abstinent lebender Menschen sind schlechter als die der mäßigen Trinker!

Die Nancy-Studie

Dass sich aus solchen, dem gesunden Menschenverstand zuwiderlaufenden Aussagen neue Forschungsvorhaben zwingend ergeben, liegt auf der Hand.

In der Welt der Statistiker geht es zu wie auf den Schlachtfeldern früherer Zeiten. Wer die meisten Soldaten hat, kommt dem Sieg am nächsten. Ähnlich verhält es sich auch in der Epidemiologie: Je mehr Probanden, desto zuverlässiger die Aussage. *Serge Renaud*, uns nun schon als Apostel des französischen Paradoxes bekannt, startete zwischen 1978 und 1983 eine neue prospektive Kohortenstudie mit 36 250 gesunden Männern aus Nancy (im Gegensatz zu Framingham eine historisch und kulturell interessante Stadt).

Kollektiv aus 36 250 Männern

Die Probanden im Alter zwischen 40 und 60 Jahren entstammten allen sozialen Schichten. Aufgezeichnet wurden Ausbildung, Beruf und Freizeitverhalten, Rauch- und Trinkgewohnheiten, Blutdruck, Messwerte für das Blutbild und die Leberfunktion, Blutzucker, Cholesterin und auch ein EKG. Die Nachuntersuchungsperiode dauerte zwischen 12 und 18 Jahren.

In dieser Zeit wurde außer auf die üblichen Nachuntersuchungen Wert auf eine genaue Analyse der Todesursachen gelegt. Von den 3617 Verstorbenen aus der Beobachtungszeit wurden im Rahmen der verschiedenen Todesursachen die Korrelationen zu allen oben angegebenen Parametern (Messwerten) berechnet.

Kardiovaskulär bedingte Todesursachen fanden sich deutlich reduziert bei Wein und Bier trinkenden Männern; alle Todesursachen überhaupt, und das bedeutet auch die Todesursachen Krebserkrankungen und gewaltsame Ereignisse wie Unfalltod oder Selbstmord, waren nur bei den Weintrinkern mäßiger Ausprägung so vermindert, dass diese Aussage Beweischarakter aufweist. (Statistische Er-

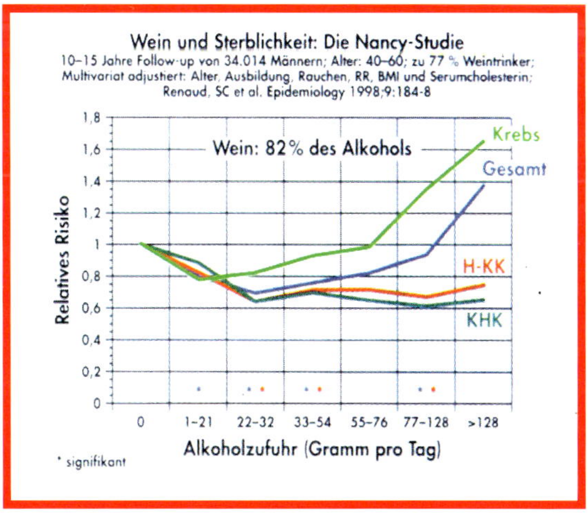

Auch bei der Differenzierung nach verschiedenen Todesursachen bleibt der ideale Weg der Mäßigkeit nachweisbar: Null-Verbrauch zeigt keinen Nutzen, zuviel ist schädlich.

Beweischarakter

gebnisse, die als Beweis gewertet werden können, nennt man »statistisch signifikant«.)

Deckungsgleichheit

Die grafische Darstellung der hier ermittelten Werte ließe sich fast deckungsgleich auf die nächste auflegen: diese zeigt die statistische Aufschlüsselung einer älteren Studie der Amerikanischen Krebsgesellschaft, durchgeführt mit 276 802 Männern im Alter zwischen 40 und 59 Jahren. Dabei betrug die Beobachtungsdauer zwölf Jahre. Es ist verblüffend, wie ähnlich die Kurven für die jeweiligen Beobachtungsperspektiven verlaufen. Wenn wir aber nach dem oben Dargelegten über die SUDs, die standardisierten Trinkmengen, gehen würden, würde auffallen: Das französische Modell muss seine Kurvenpunkte bei einer ungefähr doppelt so hohen durchschnittlichen Trinkmenge wie die nordamerikanische Auswertung festmachen. Zu dem Problem der ehrlichen Selbstbeschreibung eines Konsumverhaltens, das in Europa eher üblich, in den USA aber leicht anrüchig sein könnte, habe ich bereits einen Direktor der Framinham-Studie zitiert.

Gefäßkrankheiten

Wenn kardiovaskuläre Krankheiten diskutiert werden, sind nicht nur die Auswirkungen von Gefäßerkrankungen auf das Herz, sondern auch auf alle anderen Organe zu betrachten, da jedes einzelne Organ von permanenter Sauerstoffversorgung abhängig ist.

> Der Ausdruck kardiovaskulär ist aus zwei lateinischen Wurzeln zusammengesetzt: cor, das Herz, und vascula, das Gefäß. Die Sauerstoffzufuhr wird durch den mit den roten Blutkörperchen transportierten Sauerstoff sichergestellt. Wenn aber die Gefäße verlegt sind, ist es nicht mehr möglich, dass der Sauerstoff seine Endabnehmer erreichen kann.

Arterielle Verschlusskrankheit

Gefässverlegende Erkrankungen gibt es in allen Organen. Der medizinische Überbegriff dafür lautet arterielles Verschlussleiden. Jede Art eines arteriellen Verschlusses wird durch das dann geschädigte Organ näher bezeichnet. Herzinfarkt und Hirnschlag sind die bekanntesten, aber auch Verschlüsse der Augenarterien oder der das Bein versorgenden Arterien werden beschrieben.

Wenn in einem alten Haus die Wasserrohre im Speicher verrostet sind, dann ist anzunehmen, dass die gleich alten Rohre im Keller ebenso wie in den anderen Stockwerken genauso durch Rost geschädigt sind. Dieses Bild lässt sich auch auf die Gefäßkrankheiten anwenden. Wer einen Herzinfarkt erlitten hat, ist bezüglich seiner Gefäße offensichtlich bereits geschädigt, also trägt er auch ein größeres Risiko in sich, einen Gefäßverschluss im Gehirn oder in anderen Gefäßprovinzen zu erleiden.

Zerebraler Gefäßverschluss

Nun kann man natürlich innerhalb medizinischer Untersuchungen nur dann Diagnosen stellen, wenn bereits Symptome oder Untersuchungsergebnisse zu finden sind.

Wir können zwar annehmen, dass das oben beschriebene Beispiel von den Wasserleitungen eines Hauses zutrifft, aber ohne einen Befund ist alles nur graue Theorie.

Jenseits der Theorie geht es weiter mit der Praxis. In der so genannten *CAPRIE-Studie* konnte mit der Mitarbeit von über 19 000 Patienten ein genauer Zahlenspiegel erarbeitet werden. 30% dieser Patienten litten an einer koronaren Herzkrankheit, 25% an Durchblutungsstörungen des Gehirns und 20% an solchen der Beine oder Arme, die restlichen 25% aber an wenigstens zwei Manifestationen der Gefäßerkrankungen, davon wieder mehr als 10% an Zeichen arterieller Durchblutungsstörungen in allen drei Arealen: Herz, Gehirn und Beine.

CAPRIE-Studie

Durchblutungsstörungen in Herz, Gehirn, Beinen

Beim so genannten Hirnschlag (apoplektischer Insult oder Apoplexie, im Medizinerjargon kurz Apoplex genannt) lassen sich zwei verschiedene Ursachen der nicht mehr funktionierenden Versorgung unterscheiden: Bei der *ischämischen* (durch Mangeldurchblutung verursachten) Apoplexie verlegt sich eine Arterie, die zum Gehirn führend Sauerstoff und andere wichtige Materialien bringen soll. Bei der *hämorrhagischen* (mit einem Blutschwall auftretenden) Apoplexie zerreißt ein Gefäß, und das dann unter normalen Blutdruckbedingungen ins Gehirn frei einfließende Blut drückt die im Schädel gefangene Hirnmasse zusammen, wodurch eine direkte Druckschädigung auf das Gehirn ausgeübt wird, ähnlich einem Schlag oder Boxhieb von außen. Dass der steigende Überdruck dann auch noch den weiteren Blutfluss in den hirnversorgenden Gefäßen abdrückt, ist in diesem Rahmen nur noch zweitrangig.

Alzheimer-Krankheit

Das Departement Gironde erkennen Sie als Tourist daran, dass die Autos, deren Nummernschilder in Frankreich ihre Herkunft nicht wie in Deutschland über Abkürzungen der Ortsnamen verraten, sondern über die beiden letzten Ziffern des Schildes, die Nummer 33 tragen. Verwaltungssitz des Departements Gironde ist Bordeaux.

Bordeaux-Wein

Der dort angebaute Wein gilt weltweit als Spitzenprodukt. Seine medizinisch wichtige Effizienz wurde u.a. am Vorkommen der Alzheimer-Krankheit überprüft. Diese Krankheit – nach *Alois Alzheimer* (1864–1915), der 1906 den ersten Fall beschrieb – zeigt eine gegebenenfalls schon im frühen Alter, etwa ab dem 60. Lebensjahr, beginnende Minderung geistiger Fähigkeiten mit Verlust der sprachlichen, leider auch der Alltagskompetenz bis hin zu vollständiger Pflegebedürftigkeit. Nun sind alkoholische Schäden bei maßlosen Trinkern unter Umständen auch am mentalen Abbau festzustellen; darauf wird noch genauer eingegangen; aber beim Betrachten älterer Weinliebhaber ist ein eher gegenteiliger Eindruck vorherrschend.

Mentaler Abbau

In Bordeaux versuchte man diesen Faktor auf statistisch sichere Füße zu stellen. 3777 Departementbewohner über 65 Lebensjahre wurden drei Jahre lang speziell bezüglich der Korrelation zwischen Weinverbrauch – Alkoholverbrauch in der Gegend von Bordeaux wird, wen wundert's, zu 95% als Weinverbrauch angegeben – und geistiger Kompetenz überprüft. Die Beziehung zwischen diesen beiden Parametern stellte sich als invers heraus, d.h. je mehr Wein genossen wurde, desto geringer war die Alzheimer-Häufigkeit.

Inverse Beziehung

Ein erstes, speziell dem Wein zuzurechnendes Resultat? Nein, allgemein scheint mäßiger Alkoholgenuss vorzeitigem Abbau der Hirnleistung entgegenzuwirken, so eine Überprüfung von 4739 Zwillingspaaren (geboren zwischen 1917 und 1927) aus dem amerikanischen Versorgungsnetz für Kriegsveteranen.

! Mäßiger Alkoholgenuss gilt als Schutzfaktor vor der Entwicklung einer Alzheimer-Symptomatik.

Die Kopenhagen-City-Studie

Apoplektischer Insult

Zu Hirnschädigungen führen die kardiovaskulären Risikofaktoren insofern, als Cholesterin und Nikotinmissbrauch die Gefäße verlegen können. Hoher Blutdruck aber kann die Gefäße zu vorzeitiger Verengung hin, aber auch bis zum Zerreißen schädigen. Sollten die positiven Weineffekte über die Reduktion der Risikofaktoren wirken und nicht nur von spezieller Wirkung auf das Herz sein, müsste sich dieses auch an der Häufigkeit der apoplektischen Insulte nachweisen lassen. Wenigstens die Zahl und Schwere ischämischer Ereignisse müssten sich vermindern lassen.

Auch dieses zu beweisen, ist mittlerweile in mehreren Studien gelungen. Schauen wir uns doch eine Arbeit an, die aufgrund ihrer Größe und unseren mittlerweile gefestigten Kenntnissen in statistischen Rechenkünsten zuverlässig erscheint: die *Kopenhagen-City-Studie.*

16 Jahre lang wurden 13 329 Männer und Frauen im Alter zwischen 45 und 84 Jahren beobachtet. Gründliche Aufnahmeuntersuchungen und Befragungen fanden statt. Jede Veränderung des Gesundheitszustands wurde analysiert und vor allem wurde in dieser Arbeit Wert auf die Unterscheidung der verschiedenen Effekte diverser alkoholischer Getränke gelegt.

Innerhalb der Untersuchungszeit registrierte man 833 Schlaganfälle, die bei den betroffenen Probanden zum ersten Mal aufgetreten waren, d. h. apoplektische Insulte, die ein Patient zum wiederholten Mal erlebte, gehören nicht in diese Auswertung. Das Ergebnis zeigt die oben beschrieben J-förmige Dosis-Wirkungs-Beziehung für Alkohol.

Dosis-Wirkungs-Beziehung für Alkohol

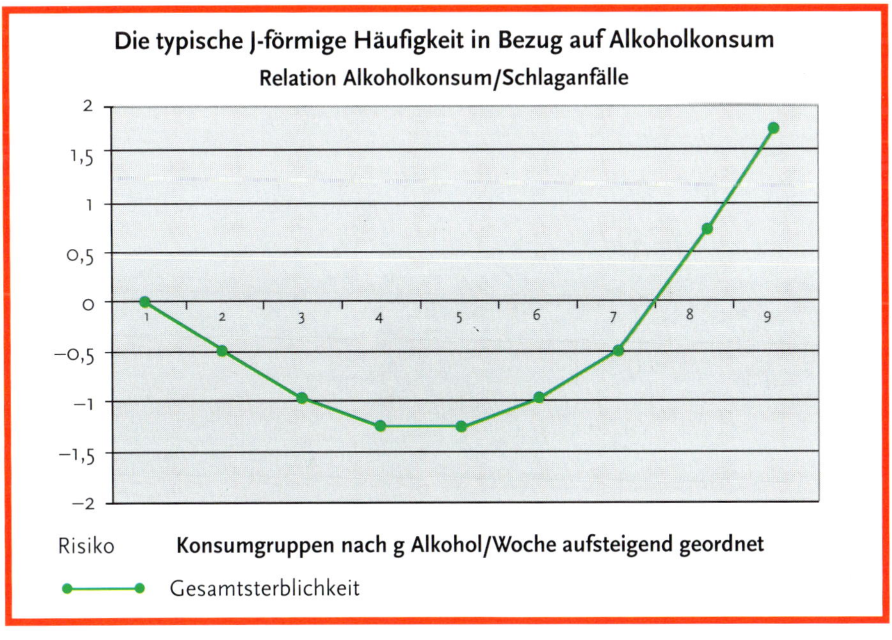

Nicht nur bezüglich des Herzens, auch bei der Störung der Hirndurchblutung fand sich diese J-förmige Kurve. Dies unterstreicht auch die Ähnlichkeit der verschiedenen Gefäßerkrankungen in verschiedenen Organbereichen.

! Aber der deutlichste Schutzeffekt wurde bei den Weintrinkern im Unterschied zu den Bier- oder Schnapstrinkern gefunden, mit einem leichten Vorteil für die Menschen, die Wein täglich zu sich nahmen. Aus diesen Untersuchungen wird geschlossen, dass im Wein außer seinem alkoholischen Wirkanteil noch weitere wirksame Prinzipien vorhanden sein müssen.

Bruneck-Studie

Dieselbe J-förmige Kurve findet sich auch bei der Beziehung zwischen Alkoholkonsum und Häufigkeit verkalkender Gewebeschichten in der Halsschlagader. Dies zeigt die so genannte *Bruneck-Studie* aus Innsbruck anhand der Ergebnisse einer fünfjährigen Überwachungszeit unter Duplex-Ultraschall-Kontrollen. Die Halsschlagader ist für solche Ultraschallmessmethoden aufgrund ihrer anatomischen Lage gut geeignet. Sie ist fingerdick und ohne weiteres zugänglich.

! Legen Sie den Zeige- und den Mittelfinger der rechten Hand nebeneinander links neben Ihren Kehlkopf und gleiten Sie dann noch etwa 2 cm weiter nach oben, dort werden Sie dann mit den Fingern den pulsierenden Schlag der Halsschlagader spüren können. Solch ein leicht erreichbarer Punkt ist für klinische Studien dieser Art hervorragend geeignet.

Die sonografische Überprüfung eines Organs erlaubt eine nebenwirkungsfreie Kontrolle von Funktionen ohne Gabe zusätzlicher Kontrastmittel; sie erlaubt einen Blick in den lebenden, sich während der Untersuchung bewegenden Organismus.

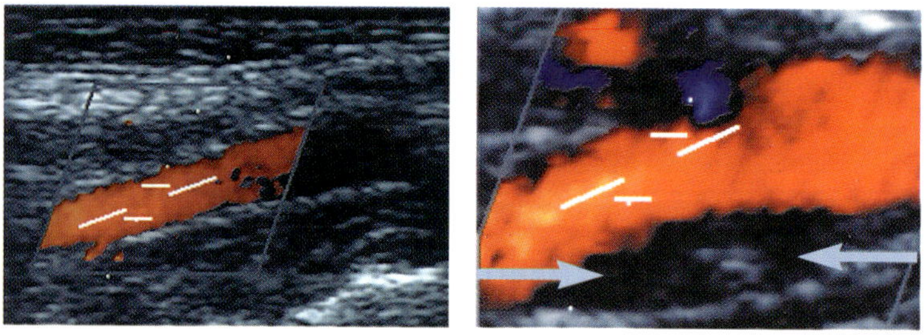

Der linke Ausschnitt zeigt den ungehinderten Blutstrom durch eine gehirnversorgende Arterie in rotviolett. Rechts sieht man eine von unten in den Strom ragende (zwischen den blauen Pfeilen) beengende Kalkeinlagerung.
© Dr. Kremer, Pirmasens

Die Bruneck-Studie zeigt auch, dass sich bei maßlosen Trinkern kein günstiger Gefäßeffekt des Alkohols mehr feststellen lässt: Bei schweren Trinkern (mehr als 100 g/d – also mehr als 10 Drinks pro Tag) fanden sich atherosklerotische Veränderungen (dies ist der Fachausdruck für Gefäßverkalkungen), die sogar die Schädigungen übertrafen, die man sonst nur bei schweren Raucher antrifft. Diese Ergebnisse passen sehr gut zu dem für die Sterblichkeit an kardiovaskulären Krankheiten erstrangigen Ereignis, dem Herzinfarkt.

! Wenn sich an Patienten bereits verkalkende Areale in den Halsschlagadern nachweisen lassen, ist die Gefahr, einen Herzinfarkt zu erleiden, doppelt so hoch wie bei einer Kohorte ohne Kalkspuren, d. h. dass die Halsschlagaderbeschaffenheit ein Indiz für die Qualität der Herzkranzgefäße sein kann.

Als besonders alkoholgefährdet gelten in unseren medizinischen Lehrbüchern Berufe mit einer gewissen Trinktradition: Brauereifahrer, Chemiearbeiter und Bauarbeiter. Als Student lernt man, diese bei der Anamneseerhebung (Befragung zur Vorgeschichte des Patienten bei der Eingangsuntersuchung) bezüglich ihrer Trinkgewohnheiten besonders strikt und am besten mehrfach zu befragen. Was immer sie erzählen, so richtig glauben wird ihnen der Arzt erst, wenn er die Leberwerte gesehen hat.

Berufe mit Trinktradition

Die so genannten Leberwerte sind im Blut zu findende Spuren von Wirkstoffen (Enzymen) aus dem Inneren der Leberzelle. Die Leitsubstanz bei der Spurensicherung des Alkoholkonsums ist die Gamma-Glutamyl-Transferase, kurz Gamma-GT.

Je höher dieser Wert ausfällt, um so mehr ist die Leber geschädigt und, so haben wir Ärzte zu schlussfolgern gelernt, um so mehr Alkohol wird konsumiert – um so kürzer muss die Lebenserwartung dieses Patienten sein.

Aber auch hier wieder ein paradoxes Ergebnis: Erneut findet sich ein Widerspruch zwischen seit langem Gewusstem und dann überraschend Gefundenem. 8043 Arbeiter aus der württembergischen Bauindustrie wurden über durchschnittlich sieben Jahre nachuntersucht, nachdem zunächst anhand der Gamma-GT eine Risikostratifizierung (Einteilung der Probanden in verschiedene vermutete Risikogruppen, im genauesten Wortsinn: Risikoschichten) stattgefunden hatte. Wie schon geschildert und nach dem Lehrbuchwissen zu erwarten, war die Gamma-GT als Messwert mit ausreichender Genauigkeit dem Alkoholverbrauch zuzuordnen. Der Alkoholkonsum aber war dann nicht mehr der Sterblichkeit zuzuordnen: Ende des damaligen Lehrbuchwissens. Fairerweise möchte ich an dieser Stelle

Risikostratifizierung

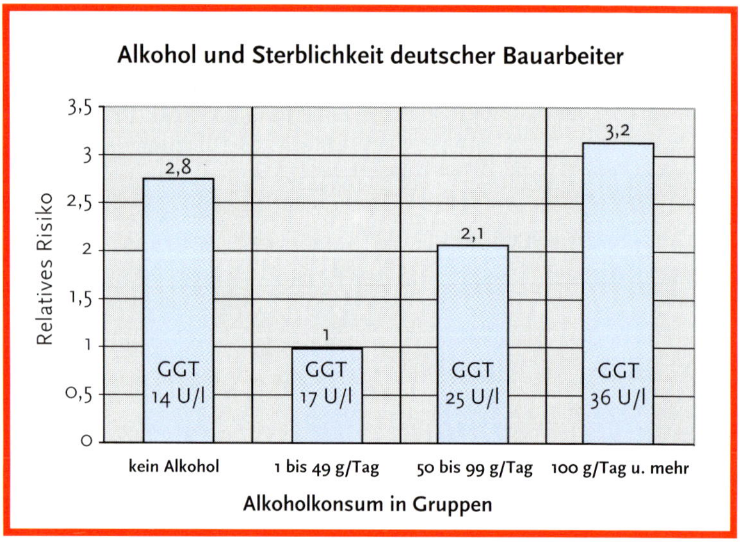

Von ärztlicher Seite galten bisher die Bauarbeiter (u.a.) als durch ihren Alkoholkonsum extrem gefährdet, die hier vorliegenden Ergebnisse könnten alte Vorurteile relativieren.

einfügen, dass die medizinische Fachliteratur umgeschrieben worden ist, wenngleich sehr zaghaft.

Gamma-GT-Normwerte

Die Grafik zeigt zunächst, wie sehr die Gamma-GT und damit wahrscheinlich auch die Leber dieser Bauarbeiter Alkohol verträgt, denn legen wir den obersten Normwert der Gamma-GT bei Männern mit 28 U/l fest, dann zeigen die ersten drei Risikogruppen alle noch normale Werte für dieses Enzym, obwohl die dritte Gruppe mit bis zu zehn Drinks pro Tag schon reichliche Mengen konsumiert. Ein übernormales Sterblichkeitsrisiko finden wir jedoch erst in der vierten Gruppe, das ist die Gruppe der Probanden, die mehr als 100 g Alkohol pro Tag zugibt. Hierin entsprechen sich die Ergebnisse der *Bruneck-* und der *Bauarbeiter-Studie* in überraschender Weise. Wenn man die Spitzen der vier Säulen miteinander verbindet, ergibt sich übrigens wieder die bekannte J-förmige Kurvenlinie.

Im letzten Abschnitt steht der Satz: Wir legen den obersten Normwert der Gamma-GT bei Männern mit 28 U/l fest. Muss man wirklich einen Normwert festlegen? Diktiert uns die Natur denn nicht die Normwerte? Nein, leider ist das Entschlüsseln der Naturgesetze und Gegebenheiten eine wirkliche Forscherarbeit, und manche Ergebnisse sind unmöglich von einem einzigen Menschen zu erhalten.

Normwerttabellen

Bei der Erstellung von Normwerttabellen wird versucht gesunde Normalbürger zu finden, was so leicht auch wieder nicht ist, denken wir nur an unsere US-amerikanischen Zeitgenossen, die so manches – etwa den Alkoholgenuss – nicht ganz so ehrlich darstellen möchten, wie andere Populationen dies tun. Also muss erst eine Normalpopulation gefunden werden, deren Blutergebnisse repräsentativ sein könnten. Dann wird in mehreren internationalen Konferenzen alles definiert – von der Temperatur, bei der welcher Messmethode aus welchen Gründen der Vorzug gegeben werden sollte, bis hin zur gerade noch erlaubten Krankheitsvorgeschichte des idealen, also gesunden Probanden inklusive seines Gewichts und seiner Körpergröße.

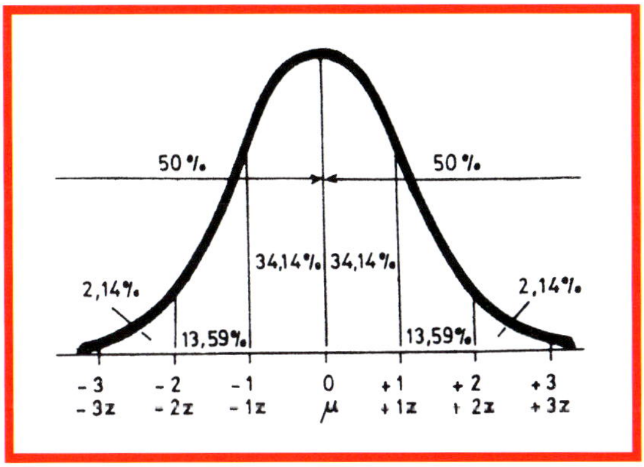

Gauß'sche Kurve

Wenn dann alle aus dieser so genannten Normalpopulation erhaltenen Ergebnisse zusammengeworfen werden, erhält man eine Zahlenmenge, die sich um einen Mittelwert verteilt, mit einer ungenauen Verteilung (Streuung) nach oben und unten. Als Schaubild dargestellt ist dies eine glockenförmige Kurve, die Gauß'sche Kurve, genannt nach *Carl Friedrich Gauß* (1777–1855), Mathematiker, Astronom und Physiker aus Braunschweig.

Gauß'sche Kurve

Entsprechend der Wahrscheinlichkeitsrechnung ist anzunehmen, dass die oberen und unteren Ergebniszahlen Ausreißer beinhalten, die der Norm mit großer Wahrscheinlichkeit nicht entsprechen; die oberen und unteren fünf Prozent dieser Ergebnisse werden also verworfen. Aus der restlichen Zahlenmenge legt man dann gemeinsam die Normwertreichweite fest. Da dies früher am häufigsten bei internationalen Zusammenkünften (Konventen) geschah, wird diese Form der wissenschaftlichen Wahrheitsfindung Konventionalismus genannt – ein Wort, das natürlich auch die Möglichkeit einer Veränderung der Konvention beinhaltet, wenn neue Forschungsergebnisse auftauchen oder neue Messtechniken entwickelt werden sollten.

Konventionalismus

Wirkprinzipien des Alkohols

Trotz der Fülle der Daten ergibt sich eine schwerwiegende Feststellung: Es existiert keine genaue Vorstellung von der Ursache der hier beschriebenen positiven Wirkung des Alkohols; wir wissen nichts Genaues darüber, wieso diesem Genussmittel überhaupt eine positive Wirkung zugerechnet werden kann. Die folgenden drei möglichen Wirkmechanismen sind vorstellbar, ihre wirkliche Durchschlagskraft ist aber noch nicht bewiesen:

- Beeinflussung des Cholesterinstoffwechsels,
- Veränderung der Blutgerinnung,
- Unschädlichmachen der Radikale.

Cholesterinstoffwechsel

Verflechtung Stoffwechsel – Nahrung

Um zu verstehen, was auf molekularer Ebene im Rahmen des Alkoholgenusses geschieht, müssen wir erst einen Ausflug in die spannenden Verflechtungen unseres Stoffwechsels mit der Nahrung, den Risikofaktoren und den uns schützenden Wirkstoffen machen.

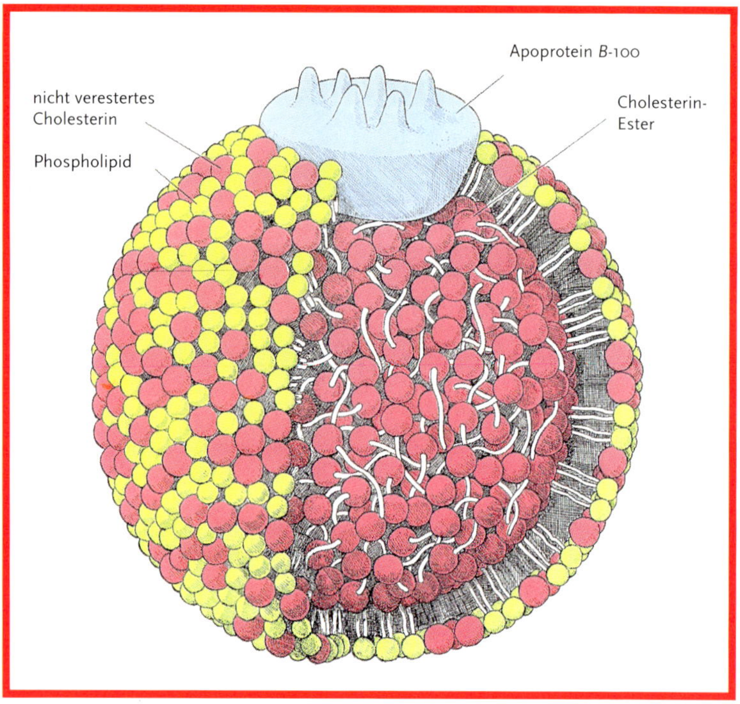

In solchen Kugelcontainern werden die nicht wasserlöslichen Blutbestandteile transportiert, die außen sitzenden Moleküle ermöglichen die »Schwimmfähigkeit« der Fette im Blut. Als Beispiel für die gesamte Lotsenmannschaft wurde ein Apoprotein eingezeichnet – bei größeren Lipoproteinmolekülen gibt es davon mehrere.

Auch wenn die ewigen Ratschläge der Ärzte zur Mäßigung Sie langweilen sollten – allein schon, weil man auf den ersten Blick den Eindruck haben muss, dass außer Verboten nichts anderes gesagt werden kann –, die folgenden Einblicke in das menschliche System werden Ihnen bei vielen weiteren Problemen und Fragen nützen!

Aus dem Darm werden die Nahrungsfette zuerst durch die Wände der einzelnen Darmabschnitte aufgenommen und dann in den Blutgefäßen weitertransportiert. Um Fette gefahrlos im Blut transportieren zu können, muss der Organismus sie in eine Art von mikroskopischen »Container« verpacken. Auf dem Weg zur Leber werden diese noch recht großen Container Chylomikronen genannt. Von diesen Chylomikronen werden auf dem Weg zum zentralen Wirtschaftshof Leber schon einige Fettanteile, die an Ort und Stelle verbraucht werden können, abgespalten. Die Leber empfängt die Chylomikronen-Reste mit speziellen Andockstationen und schleust von dort deren Bestandteile in den Leberstoffwechsel ein.

Chylomikronen

Aufgabe des Leberstoffwechsels ist es, aus dem fremden Importgut die im Körper übliche Energiewährung zu fabrizieren. Die nun gebildeten kleineren Container werden als Lipoproteine bezeichnet. Es sind kugelförmige Transporter variabler Größe, da mit zunehmender Entfernung vom zentralen Umschlagsplatz Leber immer mehr Anteile, quasi von Haustür zu Haustür reisend wie ein Lkw mit tiefgefrorenen Fertiggerichten, abgegeben werden.

Lipoproteine

Im Inneren der Kugeln sind als öliger Kern Cholesterinmoleküle und Triglyceride, die so genannten Neutralfette, angesammelt, auf der Außenseite finden sich so genannte Phospholipide, Fettmoleküle mit Phosphoranteilen, deren Aufgabe es ist, die spannungsfreie Wanderung des Lipoproteins im wässrigen Milieu des Blutes zu ermöglichen, da reines Fett dort wie Fettaugen auf Kaffee ein Fremdkörper wäre, der Komplikationen im Sinne von Gefäßverschlüssen auslösen könnte.

Neutralfette

Die Außenseite trägt zusätzlich große Moleküle, die so genannten Apolipoproteine. Wie Sie schon bemerkt haben werden, sind diese Container äußerst sinnreich konstruiert, sodass kein Anteil zufällig auftaucht; diese Apolipoproteine sind quasi die Lotsenmannschaft der Fetttransporter, denn je nach ihrer Zusammensetzung werden die weiteren Zieladressen kodiert. Wie bei einem Konvoi durch gefährliches Gebiet – und für manche Bestandteile des Organismus scheint unser inneres Milieu wirklich voller Gefahren – schwimmt auf diesen Lipoproteinen aufgesessen noch eine Schutzmannschaft mit. Dies sind Vitamin-E- und Vitamin-C-Partikel – deren Rolle wird später, wenn wir die so genannten Radikale besprechen, noch genauer beleuchtet.

Apolipoproteine

Diese sich so verkleinernden Cholesterintransporter, anfänglich noch mit zusätzlichen Triglyceriden beladen, reduzieren sukzessive ihre Ladung und parallel dazu die Lotsenmannschaft, bis schließlich vor der letzten Lieferadresse, den Zellen der Körperperipherie, das so genannte LDL-Cholesterin als kleinster Lieferwagen übrig bleibt – aha, LDL-Cholesterin kennen Sie. Gut, merken Sie es sich für später, das ist – und so kann man es sich am besten merken – das schlechte Cholesterin (Eselsbrücke: L wie Lump, im Gegensatz zum guten Cholesterin, dem HDL-Cholesterin: H wie herzlich).

LDL und HDL

Der letzte Lotse ist das Apolipoprotein B-100, es steuert das Andockmanöver an den LDL-Rezeptor der Zellen. Rezeptor heißt: der, der in Empfang nimmt. Der Rezeptor sortiert den Wareneingang der Zelle und schleust ein, was immer die Zelle aus dem Angebot der LDL-Partikel brauchen kann. Cholesterin wird als Gerüstmolekül gebraucht, um daraus Hormone, Gallensäuren und Zellwandbauteile herzustellen.

LDL-Rezeptor

Wie groß sind diese Transporteinheiten? Chylomikronen haben einen Durchmesser von ca. 1000 nm (Nanometer, 1 nm ist ein millionstel Millimeter); der LDL-Durchmesser liegt bei 20 nm, HDL misst noch 10 nm. HDL-Cholesterin als noch kleinerer Lieferwagen ist für den Rücktransport nicht benötigter Cholesterinmoleküle aus der Peripherie zurück zur Leber zuständig, auf dem »kleinen Dienstweg«

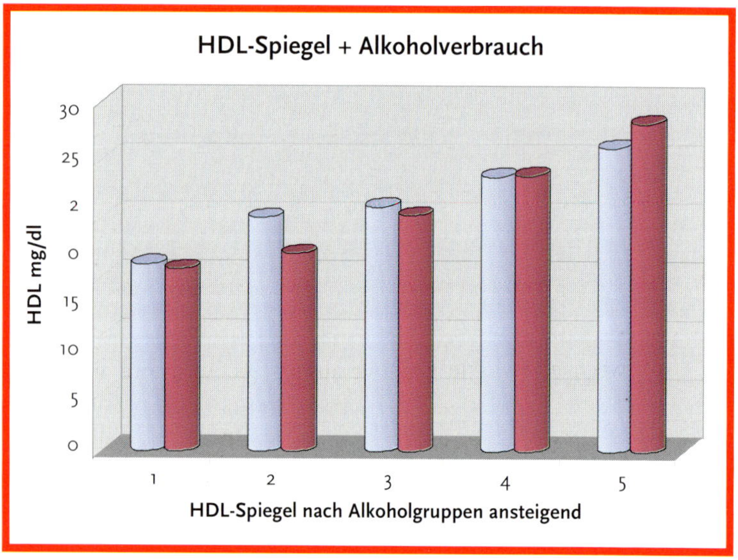

Zwei von einander unabhängige Studien (rot und blau) zur Beeinflussung des erwünschten HDL-Cholesterins durch den Alkoholverbrauch zeigen in lobenswerter Einigkeit einen weiteren günstigen Alkoholeffekt auf.

aber kann HDL auch vorbeirauschende mittelgroße Lipoproteine wie im Flug mit seinen Cholesterinanteilen wieder auftanken.

Die Menge der HDL-Anteile ist überlebenswichtig, denn wenn sie nur in mangelnder Anzahl zur Verfügung stehen, klappt der Rücktransport des Cholesterinüberschusses nicht mehr. Die Zelle wird mit Cholesterin überschüttet und reagiert auch so: Sie lässt das Cholesterin einfach nicht mehr in die Zelle. Dieses Cholesterin, das sich wie in Warteschleifen vor den Zellen staut, wird verändert, es wird schlecht. Wenn Fett schlecht wird, wird es ranzig und Ranzigwerden ist die Oxidation von Fett. Oxidiertes LDL-Cholesterin (oxLDL) muss von *Scavenger-Zellen* (*scavenger*: englisch für Straßenkehrer) weggeräumt werden.

oxLDL

! Normal funktionierende Zellen nehmen nur so viel Cholesterin auf, wie sie verarbeiten können. Die Straßenkehrerzellen hingegen überfressen sich, bis sie als Schaumzellen an Ort und Stelle liegen bleibend die Gefäße verstopfen. Dies ist der Mechanismus, der zu den oben beschriebenen kardiovaskulären Erkrankungen führt und innerhalb dessen Alkohol wahrscheinlich helfend wirken kann: Bei ansonsten gesunden Menschen wird der HDL-Spiegel durch mäßigen Alkoholgenuss angehoben. Dies bedeutet eine effektivere LDL-Entsorgung durch mehr HDL.

Alkohol lässt HDL steigen

Die grafische Darstellung der mit steigendem Alkoholkonsum ebenfalls ansteigenden HDL-Spiegel zeigt, da sich die verschieden gefärbten Säulen auf zwei verschiedene Untersuchungen beziehen, wie sehr die Befragungstechniken der Probanden mittlerweile (in Deutschland) zuverlässige und untereinander vergleichbare Resultate liefern. Aber: Das französische Paradox wird nicht durch einen durchschnittlich höheren HDL-Spiegel erklärt, so *Prof. Renaud* 1992; seine Ergebnisse zur Erklärung seiner These finden sich im übernächsten Abschnitt.

! Um die Beziehung dieser beiden einander gegenläufig wirkenden Fettstoffwechselprodukte genauer abschätzen und ihre Wirkung auf den Organismus auf einen Blick einteilen zu können, bildet man den Quotienten LDL/HDL, der im günstigsten Fall kleiner als 3 sein sollte. Ein ebenso aussagekräftiger Quotient wird durch die Beziehung des Gesamt-Cholesterins zu seinem HDL-Anteil ausgerechnet: Cholesterin geteilt durch HDL sollte weniger als 5 ausmachen; ideal sind Werte von weniger als 4,5.

Blutgerinnung

Die Blutgerinnung ist für das Überleben des verletzten Organismus essentiell. Jede kleine Schnittwunde, jeder Knochenbruch könnte zum Verbluten führen, wenn nicht die Blutgerinnung innerhalb kürzester Zeit die Wunden schließen würde. Dies ist eine unverzichtbare Selbstreparatur jedes lebenden Wesens.

Selbstreparatur

! Aber auch hier gibt es überschießende Reaktionen, die den Organismus, den sie retten sollen, eher schädigen als ihm helfen.

Die im Straßenkehrermechanismus gebildeten Schaumzellen sind keine absolut sicheren Behältnisse für oxidierte LDL-Moleküle, viele Schädigungen können die Schaumansammlungen zum Platzen bringen.

Die Scherungsbelastung, die bei hohem Blutdruck auf die Innenseite der Blutgefäße ausgeübt wird, ist eine solche Belastung; auch langjähriges Rauchen gehört dazu. Durch diese Einwirkungen geschwächte Schaumzellen reißen leicht ein und geben so ihren Inhalt dem Zugriff des Blutstroms frei. Die dort immer vorhandenen Blutplättchen verstehen die Situation als Verletzung und verkleben sofort um den so aufgerissenen Schaumsee. Im Gegensatz zu einer Blutkrustenbildung auf der Außenseite des Körpers ist in diesen Gefäßen das Raumangebot nur so groß wie der Durchmesser des betroffenen Gefäßes, d. h. eine solche Blutplättchenzusammenballung kann das Gefäß zum Verschluss bringen: Damit ist ein Infarkt ausgelöst.

Plättchenballung

! Viele Medikamente wurden mittlerweile gefunden, die diese sonst schützende Tendenz erschweren sollen. Acetylsalicylsäure, weltweit als Aspirin im Handel, ein Extrakt der Weidenrinde, ist eines davon. Ein weiteres von der Natur geliefertes Mittel ist Alkohol.

Zur Hemmung der Zusammenballung von Blutplättchen gibt es Untersuchungen von *Prof. Renaud*. Bei dieser Arbeit war die Forschungskohorte nicht in Frankreich beheimatet, sondern eine Gruppe von 1600 Männern aus Südwales war das Ziel der Untersuchungen. Labormethoden erlauben die Bereitschaft der Blutplättchen (Thromobozyten) sich zusammenzukleben (zu aggregieren) in vergleichbare Zahlen zu bringen. Es konnte eine Abhängigkeit der pro Woche verbrauchten Alkoholmenge und der Thrombozytenaggregationsfähigkeit durch unterschiedliche Messmethoden nachgewiesen werden. Überraschenderweise waren die Ergebniss desto deutlicher, je mehr gesättigte Fettsäuren diese Probanden pro Woche verzehrten.

Alkohol und Aggregationsfähigkeit

Diesen Zusammenhang kann man zur Zeit noch nicht befriedigend erklären. Über die diätetischen Verknüpfungen im Umfeld des französischen Paradoxes werden wir aber später noch mehr erfahren.

Die Radikale im Organismus

So wie jeder Motor unerwünschte Abgase produziert, erzeugt auch jeder Organismus bei der für sein Überleben notwendigen Energiegewinnung unerwünschte Abfallprodukte. Im molekularen Bereich, in dem sich die Energiegewinnung abspielt, sind dies die so genannten Radikale.

! Radikale bestehen aus Atomen, denen ein Elektron auf der Außenschale fehlt. Ein fehlendes Elektron führt nach den Naturgesetzen dazu, dass dieses »ungepaarte« Elektron sich auf die Suche nach einem Partnerelektron macht, eine Aktion, die einem aggressiven Übergriff entspricht.

Ungepaarte Elektronen

Das ungepaarte Elektron der Radikale (auch ROS = reaktive Sauerstoffverbindungen) entreißt in ultrakurzen Zeiten – weniger als einer Mikrosekunde – benachbarten Strukturen das gewünschte Elektron. Aus den so angegriffenen Strukturen entstehen durch diesen Elektronenverlust neue Radikale, die nun ihrerseits Elektronen an sich ziehen müssen. Ein Mechanismus, der an die Art erinnert, wie Dominosteine beim Umfallen das nächste, dieses das übernächste, dieses das überübernächste usw. zum Umkippen bringen. Diese durch ein anfängliches Radikal ausgelöste Kettenreaktion kann, wenn sie nicht gestoppt wird, wichtige Zellbestandteile zerstören. Wenn ähnlich anfällige Zellbausteine nebeneinander liegen, wie beispielsweise die Fettsäuren der Zellwände, entspricht dies dem Bild eines Jägerzauns, von dem jemand eine Latte nach der anderen abreißt, bis er aufgehalten wird.

Kettenreaktion

! Auf der Ebene der Körperzellen lässt sich dieser Prozess durch geeignete Substanzen, zu denen wahrscheinlich auch Alkohol gehört, abpuffern, wodurch die Produktion von Radikalen viel von ihrer Aggressivität verliert.

Lipoprotein (a)

Außer diesen Wirkmechanismen des Alkohols werden auch immer wieder Einzelergebnisse herausgepickt und von verschiedenen

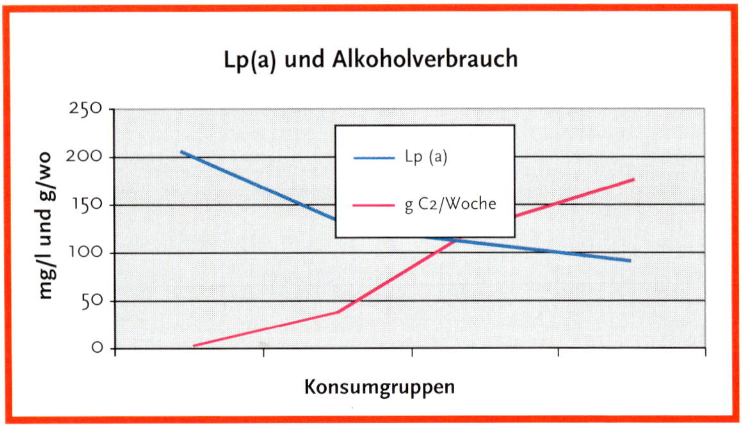

Lipoprotein (a) – (a) wird ausgesprochen: »klein a« – galt bislang als ein Risikofaktor, der seinen Blutspiegel ein Leben lang konstant hält und deswegen auch nur einmal im Leben bestimmt zu werden braucht – einziger Veränderungsfaktor schien bis dato das Einsetzen der weiblichen Wechseljahre zu sein. Diese Dosis-Wirkungs-Kurve fordert weiteren Forschungsaufwand.

Teams überprüft. So konnten zwei verschiedene Forschergruppen, die eine in Finnland, die andere in Irland, eine Reduktion des bis dahin als unbeeinflussbar geltenden Risikofaktors Lp (a) (gesprochen: »Lipoprotein klein [a]«) herausarbeiten, eine Reduktion, die je nach Alkoholverbrauch immer deutlicher wurde.

Lp (a) ist ein kardiovaskulärer Risikofaktor, der nur selten im alltäglichen ärztlichen Laborprogramm bestimmt wird. Seit 1963 ist Lp (a) bekannt – aber labortechnisch schwer zu erforschen, da das einzige Labortier, das über ausreichende natürliche Blutspiegel verfügt, der Igel ist – ein Labortier, dessen Mitarbeit nur schwer zu erreichen ist, was man sich leicht vorstellen kann. Lp (a) besteht aus einem LDL-Cholesterin-ähnlichen Molekül, bei dem am Lotsenmolekül Apolipoprotein B ein kohlehydratreiches Apoprotein (a) angelascht ist. Letzteres zeigt eine überraschende Strukturähnlichkeit mit einem Gerinnungsfaktor (Plasminogen). Dieses Molekül stellt also einen Cholesterin-Container da, der noch zusätzlich die Gerinnung verstärkende Substanzen transportiert.

Igel als Labortier

Eine Hypothese besagt, dass die Bindung an gerinnungsaktive Stoffe besonders schnell LDL-Cholesterin in verletzte oder beschädigte Körperzonen transportieren könnte – eine schnelle Eingreiftruppe, die dann aber leider auch die Zufahrtstraßen irreparabel verstopfen könnte. Dieses Modell hat den Vorteil auch die Einzigartigkeit des Igels als sonst nicht sehr geschätztes Labortier zu erklären. Es ist sicher nicht zu weit hergeholt, sich vorzustellen, dass Igel bei sich selbst oder auch untereinander stachelbedingte Verletzungen haben könnten; dann wäre eine solcher »Zwei-Komponenten-Kleber« von hohem Nutzen.

»Zwei-Komponenten-Kleber«

! Eine 2,5fache Steigerung des Infarktrisikos zeigt sich bereits bei einem Lp (a)-Spiegel über 25 mg/dl. Diese Erhöhung schlägt sich nicht im Cholesterinpegel nieder, da nur die Atherogenität der LDL-Moleküle (die Fähigkeit, Scavenger-Zellen im oxidierten Zustand zur Überladung zu zwingen), nicht deren Menge erhöht ist.

Außer dieser Atherogenität könnte die erhöhte Bereitschaft, die Blutgerinnung zu forcieren, eine Ursache der Lp (a)-bedingten Risikozunahme sein. Nachgewiesen ist bereits eine erhöhte Rate von Thromboembolien bei Patienten mit erhöhtem Lp (a)-Spiegel im Blut. Bei 634 Patienten mit Blutgerinnseln im arteriellen Kreislauf hatten 21% einen Spiegel, der über 30 mg/dl lag. Da es eine so genannte Fall-Kontrollstudie gewesen ist, wurden genauso viele in Alter, Geschlecht, Vorerkrankungen und Genussmittelverbrauch vergleichbare gesunde Menschen mit untersucht, deren Lp (a)-Spiegel jedoch nur in 6,7% erhöht war.

Atherogenität

Kurzzeitiger Anstieg in Akute-Phase-Situationen (Stress, Infektionen, Herzinfarkt, Krebserkrankungen und Verletzungen), in der Schwangerschaft und nach der Menopause sind beschrieben; ansonsten reicht die einmalige Bestimmung im Leben eines Patienten, da es außer diesen Gelegenheiten keine Änderungsmöglichkeiten für einen einmal durch das genetische Material bestimmten Lp (a)-Spiegel gibt. Ich schreibe mir bei meinen Patienten diese Werte mit rotem Stift auf die Frontseite der Krankenakten, so dass ich immer eine Übersicht über zusätzliche Risiken habe.

Akute-Phase-Situationen

! Die alkoholinduzierte Verbesserung der Lp (a)-Lage sollte zu denken geben. Meine ärztliche Arbeit habe ich diesbezüglich geändert. Bei ansonsten gesunden Patienten, die mir auch kein Suchtpotential zu tragen scheinen – eine heikle Beurteilung –, rate ich zu regelmäßigem, aber mäßigem Alkoholgenuss.

Diabetes mellitus

Da die internationale Gemeinschaft der Forscher nun mal eine Schwäche für die Möglichkeiten positiver Seiteneffekte früher kompromisslos verbotener Genüsse entwickelt hat, träufeln täglich neue Meldungen aus diesem Gebiet ein. Seit mehr als 10 Jahren läuft eine epidemiologische Studie mit amerikanischen Ärzten, die *Physicians*

Physicians Health Study

Health Study mit ca. 20 000 Ärzten (!) als Probanden. Bei diesen konnte nun eine Auswertung überraschend zeigen, dass das Risiko, eine Blutzuckererkrankung zu entwickeln, unter mäßigem Alkoholgenuss im Vergleich zur Abstinenz deutlich reduziert ist.

Da starke Trinker aus der Studie ausgeschlossen sind, kann man nicht bis zu der bekannten J-Kurve vordringen, nur die absteigende Anfangslinie des bekannten Diagramms wurde errechnet: Bei Abstinenz wird ein relatives Diabetes-Risiko von 1 angenommen, dieses reduziert sich bei 1 Drink/Woche auf 0,89, bei 4 Drinks sind wir bei 0,74, und bei 6 Drinks beträgt das relative Risiko, eine Zuckerkrankheit zu entwickeln, 0,67.

! Dabei ist es absolut neu, dass in dieser unter Ärzten ablaufenden Studie keine Beziehungen zu den sonst bekannten Zuckerrisikofaktoren (Körpergewicht, Hochdruck, Familienvorgeschichte) gefunden werden konnten.

Raucher

Die erste Framingham-Kohorte (zur Erinnerung: Der Start war 1948) wurde nach 24 Jahren Beobachtungszeit bezüglich ihres Alkoholkonsums und ihres Nikotinverbrauchs nachuntersucht. Es verwundert nicht, dass sich auch in dieser Analyse eine J-förmige Dosis-Wirkungs-Kurve finden ließ.

Sterbekurven

Sowohl die Sterbekurve von Rauchern als auch die von Nichtrauchern zeigte im Bereich der kardiovaskulären Todesursachen eine enge Beziehung zum durchschnittlichen Alkoholverbrauch. Dies konnte auch im Bereich der Todesrate aller übrigen Krankheiten gefunden werden. Die einzige Gruppe ohne erkennbaren alkoholbedingten Nutzen war die Gruppe weiblicher Nichtraucher gewesen. Als Nichtraucher muss ich daraus den Schluss ziehen, dass männliche Raucher gesünder leben, wenn sie wenigstens noch maßvoll dazu trinken. *Bitte, betrachten Sie dies nicht als Aufforderung!*

Auch über diese Ergebnisse ist sich die weltweite Forschung noch nicht sicher und Gegenargumente werden noch in den Kapiteln über die durch Alkoholgenuss verursachten Krankheiten und Gefahren vorgestellt werden. Auch über das spezielle epidemiologische Risiko, das bei Alkohol trinkenden Frauen beachtet werden muss, wird noch zu berichten sein.

Alkohol bei Frauen

Tabakforschung

Wie sehr noch Forschungsbedarf sogar in scheinbar bereits abgesicherten Bezirken der Naturwissenschaften besteht, lässt sich gerade aus neueren Resultaten der Tabakforschung ablesen. Sicher kennen wir alle die typischen und unnötigen Krebsschicksale der Raucher.

! Manche Krankeit jedoch lässt sich bei epidemiologischen Studien gerade bei Rauchern seltener als bei Nichtrauchern finden; dies gilt beispielsweise sowohl für die Parkinson-Krankheit (Schüttellähmung) als auch für die Alzheimer-Erkrankung.

Gerade am Beispiel des Tabaks kann das Problem der einseitigen Hinneigung zu Medikamenten pflanzlichen Ursprungs gut dargelegt werden: Wir wissen einiges, nicht alles; aber schädliche Wirkungen sind Pflanzen an sich, so einfach wie in alternativmedizinischen Ansätzen üblich, leider nicht abzusprechen.

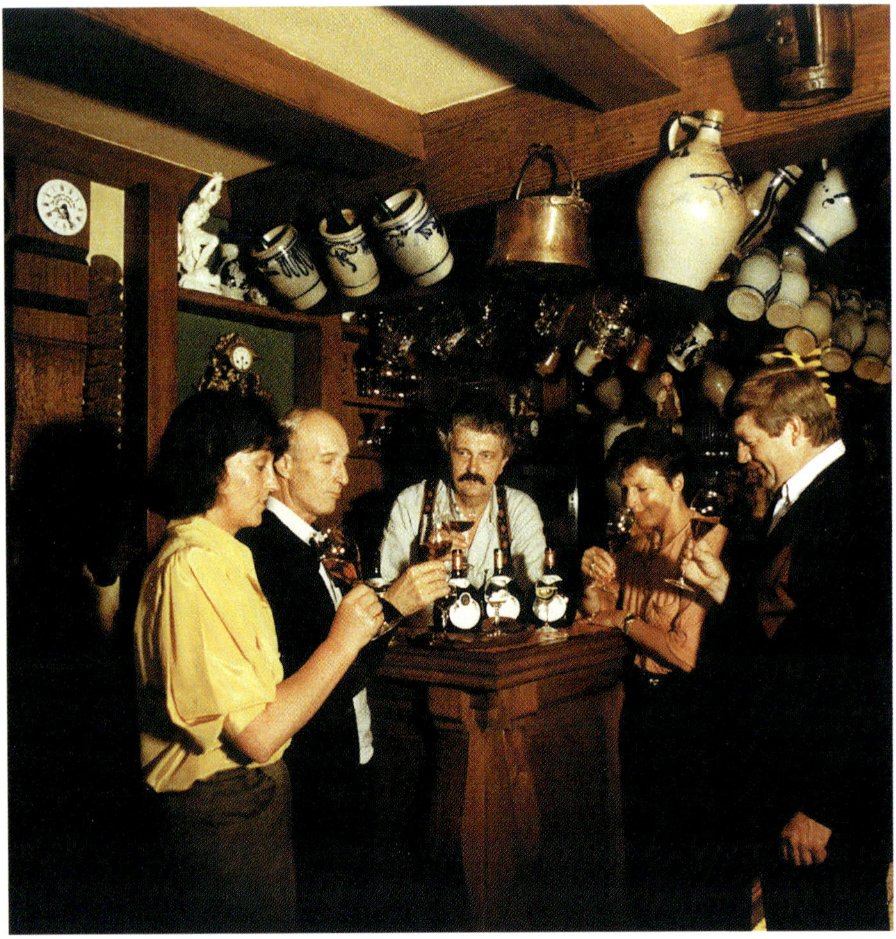

3. Weinkonsum

Kreislauf

! Bei den Analysen der favorisierten Getränke fand sich im Bereich der Nichtraucher ein besserer Schutzeffekt bezüglich der Todesfälle an Herz-Kreislauf-Krankheiten für Bier und Wein, nicht jedoch für hochprozentige Getränke.

Das Wort Kreislauf wird im Deutschen gummiartig überdehnt und muss als Sammelbecken für sehr diffuse Krankeitsvorstellungen herhalten. Der Kreislauf im medizinischen Sinn beinhaltet die Notwendigkeit eines Lebewesens, notwendige Energie- oder Baustoffmoleküle geliefert zu bekommen. Sich anhäufende Schlacken (auch ein diffus verwendeter Begriff) müssen abtransportiert werden. Diese Aufgaben erfüllt am besten die Flüssigkeit, die seit dem Beginn allen Lebens auf der Erde dieses Leben umspült hat: das Meerwasser.

Um dieses Meerwasser auch auf dem Land und in der Luft immer mitführen zu können, wurde es im Verlauf der Jahrmillionen in Rohrsysteme verpackt, in der Zusammensetzung ständig verbessert und von einer Pumpe bewegt. Heute verwenden wir es unter dem Markenzeichen Blut. Die Leitungssysteme sind die Arterien, Venen und Lymphgefäße, und die Pumpe kennen wir alle als Herz.

Leitungssysteme: Arterien, Venen, Lymphgefäße

Vom Herzen wird das Blut, mit Nähr- und Baustoffmolekülen beladen, in den Arterien zu den einzelnen Körperzellen gepumpt und dort, nachdem diese quasi ausgeladen worden sind, mit Abfallprodukten beladen und über die Venen durch die Leber als zentralem Warenumschlagplatz zurück zum Herzen transportiert. Die Lymphgefäße ihrerseits sammeln in der Peripherie die gesamte durch verschiedene Undichtigkeiten, aber auch Spezialaufgaben verloren gegangenen Flüssigkeitsmengen und schaffen diese ihrerseits durch die Lymphknoten als Reinigungsfilter zurück zum Herzen.

Lymphknoten

Das Herz als Hohlpumpe presst das Blut mit einem gewissen Druck aus (dies ist der Blutdruck, und dieser Auspressdruck entspricht der ersten Zahl beim Blutdruckmessen). Während der Füllphase des Herzens fällt der anfänglich höhere Auspressdruck ab (entspricht der zweiten Zahl der korrekten Blutdruckangabe). Die Anzahl der Pumpschläge in der Minute wird Pulsschlag genannt – und bei automatischen Blutdruckmessgeräten ist dies die dritte Zahlenangabe. Insgesamt sieht das dann so aus: »120/80, P: 64«, gelesen wird dies als: 120 zu 80, Puls 64.

Um noch zusätzlich Sauerstoff tanken zu können, wird ein so genannter kleiner Kreislauf, mit dem eine Runde durch die Lunge gefahren wird, dazwischengeschaltet. Dabei werden Sauerstoffmoleküle in den roten Blutfarbstoff gepackt und auch diese werden in der Peripherie je nach Bedarf verteilt.

Eine Kreislaufstörung müsste also bedeuten, dass der Blutfluss irgendwo beeinträchtigt wird; dies wurde schon bei der Definition der Durchblutungsstörungen erklärt. Diese Durchblutungsanomalien betreffen also die arterielle Strombahn vor allem in Herz, Gehirn und Arterien der Gliedmaßen. Oft werden Durchblutungsstörungen und so genannte Kreislaufstörungen einerseits sowie Durchblutungsstörungen und venöse Stauungen andererseits zusammengeworfen.

! Unter den so genannten Kreislaufstörungen werden in der Mehrzahl der Fälle niedrige Blutdruckverhältnisse verstanden, die mit Schwindelanfällen, Kopfschmerzen und allgemeiner Lustlosigkeit einhergehen können. Diese so genannten Kreislaufstörungen sind weder eine Krankheit noch bedrohlich, im Gegenteil: Patienten mit niedrigem Blutdruck leben länger als solche mit normalem Blutdruck.

Durchblutungsstörung oder venöser Stau?

Die für den Laien unscharfe Trennung zwischen Durchblutungsstörungen und venösen Stauungen beruht darauf, dass es dem Betroffenen nicht immer möglich ist, den Unterschied zu fühlen. Bei dem ersten Krankheitsbild findet sich, etwa in einem erkrankten Bein, kein arterieller Blutstrom mehr, kein Puls ist mehr zu fühlen, das Bein wird weiß und droht abzusterben. Im Falle der venösen Stauung sieht das Bein zunächst schlimmer aus: Es wird dicker, lagert Gewebswasser ein und verfärbt sich blau bis dunkelblau; aber es droht keine Amputation.

Zusammengefasst bedeutet dies für uns, dass alle hier diskutierten Alkoholeffekte nur im arteriellen Schenkel des Kreislaufs sichtbar geworden sind, dass die kardiovaskulären Risikofaktoren nur in diesem Teil des Kreislaufs greifen und wir auch nur dort, bei dem Versuch, durch deren Verminderung die durchschnittliche Lebenserwartung zu steigern, ansetzen werden.

Wein und andere Getränke

Über die Unterschiede der verschiedenen alkoholischen Getränke haben wir in der Framingham-Auswertung erstmals etwas erfahren. Auch die Kopenhagen-City-Studie hat bezüglich der verschiedenen Effekte, die diverse alkoholische Getränke haben, differenziert. Diese Studie wurde vier Jahre nach der ersten Vorstellung des »französischen Paradoxes« 1995 in der amerikanischen Fernsehsendung »Sixty Minutes« ebenfalls in dieser Sendung präsentiert, da aufgrund der hohen Probandenzahlen genauere Ergebnisse bezüglich verschieden ausgeprägter Effekte verschiedener Alkoholika erwartet werden konnten. Die Ergebnisse haben den positiven Weineffekt mit dem folgenden Zahlenspiegel glanzvoll bestätigt:

Gin, Whisk(e)y und Bier

Bei Gin, Whisk(e)y und ähnlich hochprozentigen Destillaten steigt die allgemeine Sterblichkeit (vaskuläre Erkrankungen, Krebsleiden, Unfälle, Leberzirrhosen und Selbstmorde eingeschlossen) ab drei bis fünf Gläsern am Tag, wobei auch bei geringerem Verbrauch keine Verbesserung der Überlebensrate im Vergleich zu Nichttrinkern zu finden war.

Bier reduziert die Sterblichkeit im Vergleich zu Nichttrinkern durch alle oben genannten Ursachen bis zu einem Verbrauch von drei bis fünf Gläsern pro Tag, ab dann steigt sie an und übertrifft im weiteren Verlauf die Sterblichkeit von Nichttrinkern.

! Bei Weingenuss aber wird diese Sterblichkeitsrate bis zu einem täglichen Verbrauch von 0,5 Litern im Vergleich zu Menschen, die nie Wein trinken, sogar halbiert. Ein Ergebnis, das eine amerikanische Kardiologengruppe (*American College of Cardiology*, Bethesda/Maryland) zu der Feststellung veranlasste, Abstinenz sei ebenfalls ein Risikofaktor.

Bei der Auswertung einer älteren Untersuchung von 1985 fand sich ein ähnlich deutliches Ergebnis zu Gunsten der durch Wein ausgelösten Wirkungen. Zur Illustration der dort vorgelegten Zahlen habe ich ein Diagramm erstellt, das mit seiner linearen Beziehung zwischen Konsumsorte/Konsummenge und Sterblichkeitsrisiko an Deutlichkeit nichts zu wünschen übrig lässt.

Die Verbrauchsrate von Bier, getrennt von der Verbrauchsmenge an Wein, wurde in vier verschiedene Konsumgruppen eingeteilt. Es findet sich eine Risikosteigerung für die von Herz-Kreislauf-Krankheiten verursachte Sterblichkeit bei steigendem Bierverbrauch, im Gegensatz zu einer Risikominderung bei steigendem Weingenuss.

Schutz durch Wein und Bier

Auch wenn die WHO 1994 in erster Linie Wein als effektives Getränk bezeichnet hat, sind neuere Forschungen nicht mehr so eindeutig und solitär auf der Seite des Weins. Es ist sogar vorstellbar, dass neuere Forschungsvorhaben mit ihren Ergebnissen Wein und Bier bezüglich ihrer Schutzwirkung zusammenrücken lassen.

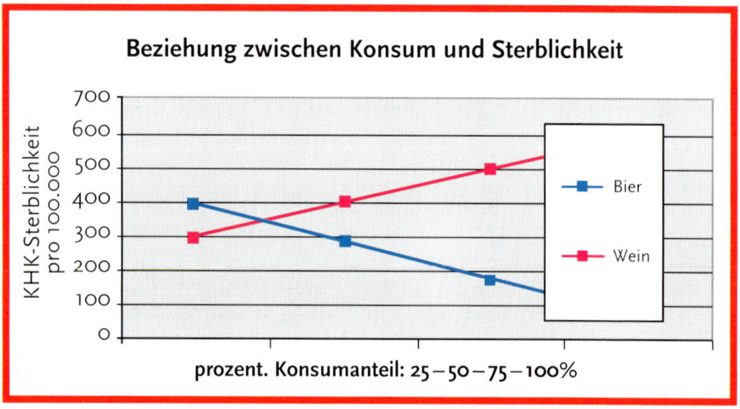

Nicht viele Arbeiten haben sich akzentuiert mit den differenten Effekten verschiedener alkoholischer Getränke beschäftigt, hier ein frappierendes Plädoyer für den Wein – wenngleich nicht unwidersprochen.

Einzelergebnisse

Was gibt es noch an günstigen Weineffekten? Im April 1999 zitierte das amerikanische *TIME*-Magazin eine Arbeit, in der der Effekt verschiedener Nahrungs- und Genussmittel auf die *Helicobacter-pylori*-Besiedelung der Magenschleimhaut überprüft wurde.

! *Helicobacter pylori (H. p.)* werden spiralig gewundene Bakterien genannt, die erst 1983 entdeckt wurden. Diese Bakterien hausen im Schleim der Magen- und Dünndarmoberfläche. Dort können sie nicht nur Entzündungen verursachen, sondern diese Entzündungen können auch Geschwüre, in der Folge sogar Magenkrebs auslösen.

Atemgas-analyse

Ein *Helicobacter*-Befall der Magen- oder Dünndarmschleimhaut lässt sich durch Schleimhautproben oder eine Atemgasanalyse beweisen. Da im positiven Fall Krebsgefahr besteht, muss radikal behandelt werden. Die derzeit wirkungsvollste Therapie besteht in der Kombination von drei verschiedenen Medikamenten über eine Woche.

Das Wort »positiv« wird im medizinischen Alltag immer in einem Sinn verwendet, der verwirrend sein kann. Laut Duden bedeutet »positiv« günstig und mit dieser Bedeutung wird es meistens benützt; aber der Duden lässt auch die Bedeutung »gewiss« zu, und dies ist der Sinn, in dem es medizinisch verwendet wird. Ein positiver Test ist ein Test, der einen Verdacht zur Gewissheit werden lässt. Dass dies für den Betroffenen ein negatives Urteil im Sinne von »ungünstig« darstellt, lässt sich am Beispiel eines positiv ausfallenden AIDS-Tests illustrieren.

Die oben zitierte Untersuchung konnte nun das Verhalten der *Helicobacter*-Besiedelung im Schussfeld verschiedener Genussmittel überprüfen.

! Es ließ sich zeigen, dass die Besiedelungshäufigkeit mit *H. p.* unter Wein um 42%, unter Bier um 25% reduziert war. Unter Kaffee war die Infektionshäufigkeit erhöht.

Harnsteine

Auch bezüglich der Reduktion von Harnsteinvorkommen wird dem Weingenuss ein protektiver Effekt zugeschrieben, der noch günstiger sei als der bekannt günstige von Bier – bis dato waren die Urologen mit ihrer Empfehlung, in Bier ein Medikament zu sehen, ein sehr einsamer Stamm im großen Volk der ständig Verbote murmelnden Medizinmänner. Auch für die Reduktion der Harnsteinhäufigkeit liegen Zahlen vor: Über sechs Jahre wurden 45 000 Patienten beobachtet. Innerhalb dieser Beobachtungszeit manifestierten sich 753 Nierensteine. In Abhängigkeit von bevorzugten Getränken ergab sich folgendes Ergebnis:

! Ein Glas Wein pro Tag (die hier angegebene Größe von 240 ml entspricht nicht den am Anfang dieses Buches diskutierten Maßen) senkte das Nierensteinrisiko um 39%, Bier um 21%, Tee minderte das Risiko um 14% und Kaffee brachte noch eine 10%ige Verbesserung mit.

Apfel- und Grapefruitsaft

Ohne Effekt waren Milch, Wasser, Cola und Limonade. Eine Risikoerhöhung um 30% war jedoch durch Apfelsaft und auch durch Grapefruitsaft zu verzeichnen.

Spezielle Weinwirkungen

Bezüglich der möglichen überlegenen gesundheitswirksamen Effekte des Weins existieren interessante Erklärungsansätze, die von der im Vergleich zu anderen alkoholischen Getränken differenten Zusammensetzung des Weins ausgehen:

Nach der zur Verfügung stehenden Datenlage interessieren vor allem die mehrwertigen Alkohole, das sind die phenolischen Substanzen, von denen mehr als 4000 verschiedene Moleküle bekannt sind.

Polyphenole

Hauptsächlich Obst und Gemüse und deren Säfte beinhalten Polyphenole.

Sie stammen aus den Traubenschalen, -stielen und -kernen und somit sind sie auch im Wein zu finden – wobei die verschiedenen Rebsorten, Anbaugebiete und Reifegrade jeweils unterschiedliche Mengen verschiedener Substanzen bereitstellen. Zu dieser Familie der so genannten sekundären Pflanzenstoffen *(Phytochemicals)* zählen außerdem noch Verbindungen wie die Karotinoide und Flavonoide, die ebenfalls antioxidativ wirken.

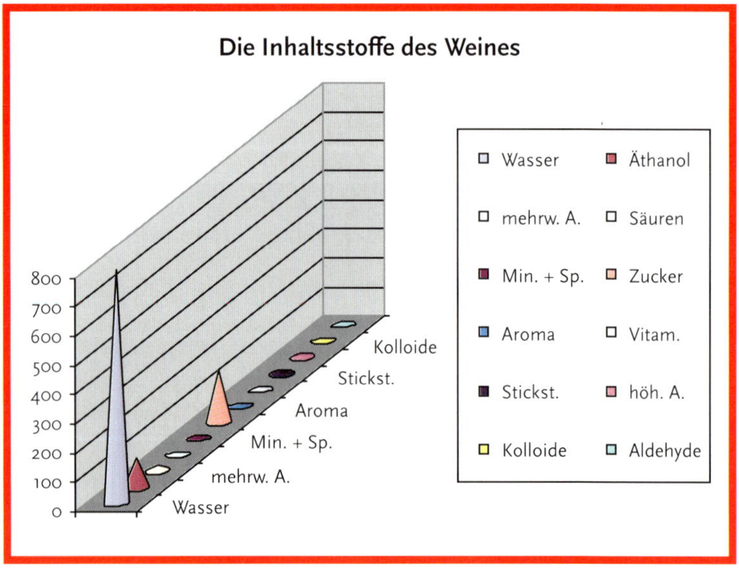

Die Weininhaltsstoffe schwanken je nach den Gegebenheiten in weitem Rahmen, als Anhalt kann diese Analyse dienen. Die uns interessierenden Wirkstoffe (mehrwertige Alkohole) sind so gering konzentriert, dass sie nur in den Farbtupfern, nicht aber in den Kegeln zu finden sind.

Antioxidanzien

In der Traube wehren die Antioxidanzien als eine Art pflanzliches Immunsystem krankheitserregende Pilze und Parasiten ab; im menschlichen Organismus wird ihre Wirkung mit einem Modewort aus der Altersforschung umschrieben: »Antioxidation hilft gegen Radikale«.

Pflanzliches Immunsystem

Trotzdem ist die Radikalenforschung älter, als unsere derzeitige Befasstheit mit so genannten »Wellness«-Zutaten vermuten lässt. 1929 wurde zum ersten Mal der Begriff »freie Radikale« von *Friedrich Adolf Paneth*, einem österreichischen Chemiker, verwendet.

Diese freien Radikale können, wie schon beschrieben, auf aggressive Art und Weise Zellsubstanzen verändern. Aber darüber hinaus konnte ihre Alterungswirkung auch bei einer Vielzahl verschiedener toter Materialien beschrieben werden: Rost, Ranzigwerden, Sprödewerden von Gummi, Verfärbung angeschnittener Äpfel.

Alterungswirkung

Es handelt sich um Atome und Moleküle mit freien Elektronen, die andere Atome und Moleküle auf der Suche nach Partnerelektronen für ihre zölibatären Elektronen überfallen, ihnen diese entreißen – und damit vampirartig neue Radikale erzeugen, weil sich diese dann ihrerseits auf die Suche nach ergänzenden Elektronen machen müssen.

Im Organismus werden ständig freie Radikale produziert, vor allem bei der Verbrennung von Zucker: Mit Sauerstoff entstehen aus einem Glucosemolekül bis zu 36 Moleküle ATP (Adenosintriphosphat), quasi der Treibstoff des Organismus, dazu auch eine kleine Menge freier Radikale. ATP ist nicht nur Treibstoff, sondern auch »frei konvertierbare Energiewährung« in allen lebenden Zellen, denn damit kann die Energie transportiert und konserviert werden, ohne die kein Leben auf unserem Planeten denkbar ist. Um diese energiereichen Moleküle zu erzeugen, muss die Zelle große Moleküle, wie Zucker, verbrennen und die Produktion von Abfallstoffen, wie Radikalen, in Kauf nehmen.

ATP

Die zerstörerische Wirkung der Radikale (ROS) auf Zellwände ist weiter oben schon dargestellt worden; aber auch das Keimmaterial der Zelle, die so genannte DNS (Desoxyribonukleinsäure), wird durch ROS verändert – ein Vorgang, der die notwendige Zellvermehrung dadurch vereitelt, dass das kodierte Keimmaterial falsch weiterkodiert wird. Dies kann man sich vorstellen wie einen Industrieroboter, der statt Kotflügeln Kot mit Flügeln herstellt: Die Produktion – in unserem Beispiel von Autos, in der Realität die Produktion lebensfähiger Zellen – bricht ab, nicht nur mit der Folge des Absterbens, sondern auch der bösartigen Entartung durch Oxidation des genetischen Materials.

Bösartig durch Oxidation

Folgende Radikale sind die wichtigsten:

- Hydroxid-Moleküle,
- Superoxid-Radikale,
- Peroxynitrit,
- H_2O_2 als Produzent von Hydroxid-Molekülen,
- Ozon

Free radical disease

Daraus resultiert für die Einzelzelle der Tod, für den Gesamtorganismus aber entstehen Krankheiten: Mittlerweile werden der ursächlichen ROS-Wirkung mehr als 100 verschiedene Krankheitsbilder *(»free radical disease«)* zugerechnet, etwa Kartarakt (grauer Star, d. i. eine Trübung der Linse im Auge, die vor dem Zeitalter der Kunststofflinsen Erblindung zur Folge hatte), Lungenemphysem (ein Verlust an elastischen Lungenanteilen, so dass die Atmung gestört wird), Morbus *Crohn* (eine chronische Darmentzündung, die zu Fistelbildungen neigt – *Crohn* hieß der Erstbeschreiber des Krankheitsbildes) u. a., aber auch die Oxidation von LDL-Cholesterin (oxLDL) als Ursache der kardiovaskulären Erkrankungen.

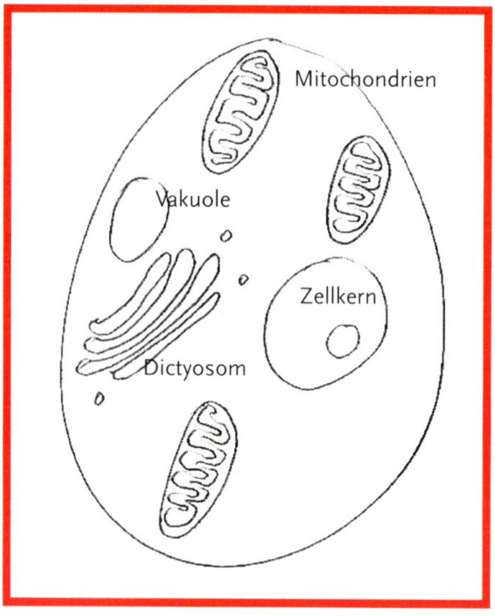

Die Zelle und ihre Organellen (Organe einer Zelle werden Organellen genannt), die Erbinformationen befinden sich zum größten Teil im Kern, die Mitochondrien stellen die Energiezentralen dar.

Die Endosymbionten-Hypothese

Die Alterung der Mitochondrien ist ebenfalls eine Folge der andauernden, parallel zur Energieproduktion laufenden Entstehung freier Radikale: Wenn diese Energielieferanten ermüden, wird der Organismus schwächer – er altert.

Die Mitochondrien als Kraftwerke im Zellinneren haben die Aufgabe, aus organischen Molekülen die erwähnten ATP-Energiepakete zu produzieren.

Augenblick – wie war das noch mit dem Älterwerden der Menschen? Werden wir nicht nach einer inneren Zelluhr, unserem Keimmaterial folgend, wie programmiert älter? Sollen wir die Mitochondrien getrennt von diesem Vorgang betrachten? Spielen diese Zellbestandteile eine Sonderrolle – und wenn ja, wieso ausgerechnet die für uns so wichtigen Mitochondrien?

Die so genannte Endosymbionten-Hypothese (*Schimper* 1883) geht davon aus, dass wir tierischen Lebewesen zweifaches Keimmaterial aus zwei verschiedenen Quellen beinhalten: einmal die Zellkern-DNS unserer einzelligen Vorfahren und dazu die mitochondriale DNS aus den Mitochondrien, die als Energielieferanten wahrscheinlich in der Frühzeit der Erdgeschichte bakterienähnliche, autonome Lebewesen waren, welche von den besser organisierten Einzellern versklavt oder zur Mitarbeit gezwungen wurden, da sie damals die einzigen Organismen waren, die aus dem zunehmenden organischen Abfall Energie erzeugen konnten.

Ihre weitgehende Eigenständigkeit gegenüber der Zelle lässt sich durch verschiedene Punkte beweisen:

- Von den übrigen Anteilen im Inneren einer Zelle sind sie durch stabile doppelschichtige Wände getrennt, so wie sich sonst nur eine Zelle von einer anderen abgrenzt.
- Ihre das Keimmaterial führende DNS ist mit der des Zellkerns nicht verwandt.
- Der Botenstoff RNS ist mit dem von Bakterien identisch.
- Wie Bakterien, aber im Gegensatz zur Einzelzelle können sie durch ein Antibiotikum (Chloramphenicol) am Wachstum gehindert werden.
- Sie entstehen nicht neu im Zellinneren, sondern vermehren sich unabhängig vom Zellzyklus durch Teilung.

Trotzdem ist das Zusammenwachsen dieser beiden ursprünglich getrennt voneinander operierenden Organismen schon so weit gediehen, dass das eine ohne das andere nicht mehr lebensfähig ist. So wie wir die Mitochondrien zur Energieversorgung brauchen, benötigen diese die Restzelle zu ihrem gesamten Aufbau, denn ihre DNS ist mittlerweile so reduziert, dass sie nicht mehr alleine alle notwendigen Bausteine für ihr eigenes Wachstum bereitstellen können.

Konnatale Krankheiten

Für die Fronarbeit, die sie für die Zelle leisten, rächen sie sich bis heute durch nur per Mitochondrien-DNS transportierbare angeborene Krankheiten (etwa Herzmuskel- und Skelettmuskelleiden, aber auch eine seltene Zuckerkrankheit). Dies ist leicht zu erkennen, denn nur die mütterliche Eizelle verfügt über den vollständigen Organellenapparat der tierischen Zelle, der Spermatozoit bringt nur seine DNS mit, keine Organellen wie die Mitochondrien, d. h. dass diese angeborenen mitochondrialen Krankheiten nur über die mütterliche Linie weitergegeben werden können.

Altersforschung

Die Metapher »Rache« ist sicher nicht ganz berechtigt, denn die Mitochondrien stehen in einem Dauerfeuer freier Radikale, während sie Energie für die Zelle produzieren. Die Langlebigkeitsforschung hat daraus den Schluss gezogen, dass diese Radikalenproduktion unbedingt gedrosselt werden muss, um die Verschleißeffekte zu mindern. Für den Menschen könnte dies bedeuten, der beste Weg zu langem Leben sei es, so wenig wie möglich zu essen.

Langlebigkeitsforschung

In diesem Zusammenhang werden die Einwohner der Insel Okinawa präsentiert, die eine kalorisch unzureichende, aber an wesentlichen Nährstoffen wie Vitaminen und Spurenelementen reichliche Kost haben. Bei dieser Population finden sich 40-mal (!) mehr 100-Jährige als auf allen anderen japanischen Inseln. Zwischenauswertungen laufender westlicher Studien mit hypokalorisch ernährten Freiwilligen scheinen diesen Ansatz zu untermauern, die Probanden geben jedoch an, dieses entbehrungsreiche Leben sei so auf die Dauer nicht zu ertragen. Also doch kein gangbarer Weg, denn diese ärztlich kontrollierte Unterernährung führt nicht nur zu einer fast lebensqualitätsfreien Minimalexistenz, sondern auch zu fassbaren Nebenwirkungen. Die Wundheilung etwa ist extrem verlangsamt.

Okinawa

Andere Ansätze zur Alterserforschung haben sich nicht nur mit der Minderung des oxidativen Stresses für Mitochondrien beschäftigt, sondern auch deren Ergebnisse auf Veränderungen im Zellkern angewandt. Das ständig in den mitochondrialen Energiezentren prasselnde ROS-Feuer verändert im Verlaufe der Zeit auch die mitochondriale DNS so, dass das Altern als eine Erschöpfung der Energielieferung der Einzelzelle gesehen werden kann, d. h. nicht an Altersschwäche sterben wir, sondern an Krankheiten, die auf Verschleiß beruhen.

Verschleißkrankheiten

Altern ist ein neues Forschungsgebiet, weil die Menschen der Industrieländer immer älter werden und somit typische Altersveränderungen erstmals in großer Zahl von der Gerontologie (auf das Greisenalter bezogene medizinische Fachrichtung) bewältigt werden müssen.

Stoffwechselschlacken

Bei Diabetikern fand man beispielsweise erstmals in den Zellen abgelagerte, nicht weiter abbaubare oder transportierbare Stoffwechselschlacken – nicht zu verwechseln mit dem volkstümelnden Werbespruch: »Entschlackt den Körper«, denn dabei bezieht sich alles auf den Stuhlgang, der zwar wichtig ist, aber in diesem Ratgeber keine wesentliche Rolle spielt. Schlacken sind in den Zellen fixiert und durch keine noch so teure Therapieform oder Zauberkraft mehr wegzubewegen. Sie dürften erst gar nicht entstehen!

AGE

Diese bei Diabetikern entdeckten Schlacken erhielten den Namen AGE (die Anfangsbuchstaben der englischen Bezeichnung *advanced glycation endproducts* bilden den Ausdruck AGE, der im Englischen wiederum »Alter« bedeutet). Sie entstehen, wenn sich spezielle Zucker mit freien Aminosäuren der Lipoproteine verbinden und diese neuen, braunen Molekülpakete sich dann an die Zellwand kleben. AGE verstärken ihrerseits die Bildung oxidierter LDL-Moleküle (oxLDL) durch eine bis zum 50fachen gesteigerten Radikalenproduktion in der betroffenen Zelle. Sie werden vor allem in Alzheimer-Gehirnzellen gefunden, aber auch, wie sich aus der oxLDL-Produktion ergibt, in atherosklerotischen Plaques. Bei Rauchern wurden AGE auch in getrübten Augenlinsen (Katarakt) festgestellt.

! Jedes Medikament, das in der Lage ist diesen unheilvollen Weg zu unterbrechen, ist hochwillkommen, nur bis dato gibt es keins! Außer Alkohol!

Acetaldehyd

Beim Abbau des hauptsächlich vorkommenden Alkoholmoleküls Ethanol in der Leber wird durch das Enzym Alkoholdehydrogenase (ADH) Acetaldehyd gebildet, das, von den Mitochondrien zu Acetat weiterumgebaut, dem Stoffwechsel als Energieträger zur Verfügung gestellt werden kann. Das eigentlich giftige Acetaldehyd kann in die AGE-Produktion eingreifen, indem es vor der endgültigen Verfestigung des Zucker-Aminosäure-Komplexes dessen Bauform noch einmal verändert, so dass ein weiterer Abbau dieser fatalen Produkte ermöglicht wird. Die oben beschriebenen ungünstigen Folgen der AGE-Bildung werden unterdrückt.

Programmiertes Absterben

Darüber hinaus hat die gerontologische Forschung im DNS-Material des Zellkerns weitere wichtige Ursachen für ein programmiertes Ausscheiden der Organismen aus dem Leben gefunden. Offensichtlich wird die Mehrzahl aller Wesen nach erfolgter Arbeit in der Arterhaltung (Brut oder Aufzucht) nicht mehr benötigt. Deswegen ist ein Absterben programmiert. Der Programmablauf ist dadurch gegeben, dass die sich immer wieder erneuernden Zellen nur ein begrenztes Kapital zur Verdoppelung aufweisen. Mit jeder Verdoppelung der DNS-Spirale bei einer Zellteilung verkürzt sich ein der DNS-Spirale angehängtes Riesenmolekül, das Telomer genannt wird. Wenn sich das Telomer-Kapital erschöpft hat, ist auch die Zelle am Ende. Krebszellen hingegen weisen uns einen anderen Weg auf; sie verfügen frei über ein Reparaturenzym für das Telomer, die Telomerase, deren Anlagen auch in gesunden Zellen zu finden sind, die vielleicht aus im Sinn des Lebens an sich fundierten Ursachen – warum sollten wir so lange leben? – als Anlage unterdrückt bleiben.

Telomerase

Die Telomerase als »Unsterblichkeitsenzym« in einer Krebszelle, der Mensch mit einer inneren Uhr, die sein Ausscheiden aus dem Leben programmiert, unsere genetische Qualität, die aus Fremdorganismen ihren wesentlichen Energieschub erhält – all dies sind Ergebnisse, die der kontemporären Philosophie davonlaufen und deswegen in ihrer wesenstypischen Bedeutung, in der Ontologie und Religion, auch in der medizinischen Ethik noch nicht in aller Tiefe durchdacht sind. Aber gerade am Beginn des Zeitalters der Klonforschung sind ethische, wenigstens dem Sinn des Lebens – und des Sterbens – adäquate Leitlinien notwendig.

Radikalenfänger

Die Natur verlässt sich nicht auf Mangelernährung oder andere schmerzhafte Kunstgriffe; sie hat eine andere Antwort auf die allgegenwärtige ROS-Gefahr favorisiert: Gegenmittel werden hergestellt. Pflanzen produzieren Vitamin E und Karotinoide als Radikalenfänger, Vitamin C wird auch von vielen Tieren produziert – mit Ausnahme der Primaten und Fledermäuse. Zusätzlich finden sich im tierischen Organismus sehr wirksame Enzymsysteme, die Radikale unschädlich machen können, wie die Superoxiddismutase oder Glutathionperoxidase sowie Hormone, etwa das Melatonin. Die Wirkstoffe, die ganz allgemein ROS unschädlich machen können, werden wie gesagt als Antioxidanzien bezeichnet, da sie die zu Zelltod und Alterung führenden ROS an der von ihnen erzwungenen Oxidation anderer Produkte hindern.

Superoxiddismutase, Glutathionperoxidase

Interessanterweise können sonst krankheitserzeugende Stoffwechselprodukte gegen ROS wirken, Harnsäure ist ein solches Produkt. Zu viel Harnsäure kann zwar zu Salzausfällungen im Binnenraum der Gelenke führen (Gichtanfall), das Gleiche im harnführenden Teil der Nieren erzeugt Harnsteine; aber die Fängerwirkung auf Radikale ist nachweisbar, sogar die Kooperationsfähigkeit dieser Säure mit anderen körpereigenen Schutzsystemen. Da nach Alkoholgenuss der Harnsäurespiegel im Blut ansteigt, wäre es dikutabel auch hierin einen typischen positiven Alkoholeffekt zu sehen, wenn nicht eine

Harnsäure

australische Forschergruppe nachgewiesen hätte, dass derselbe Effekt auch durch alkoholfreien Rotwein auszulösen ist – auch durch phenolfreien Rotwein.

Der Ansatz dieser im Januar 2000 veröffentlichten Arbeit lässt übrigens eine bedauernswerte Einseitigkeit (in der wissenschaftskritischen Literatur »Bias«) mancher Forscher bemerken, denn es wurde nur mit Rotwein und Rotwein-Abkömmlingen gearbeitet. Wieso weißer Wein nicht zugleich mitüberprüft wurde, bleibt offen. Dem Vernehmen nach habe *Prof. Renaud* zu diesem Rotwein-Bias gesagt, man habe Weißwein wohl schlicht vergessen – doch darüber später mehr.

Ein wichtiger Befund bezüglich des Wirkens der Antioxidanzien ist die Tatsache, dass keine der oben angeführten Substanzen allein in der Lage ist die Gefahr abzuwenden, nur in einem wohl ausgewogenen Team können sie ihre Mission erfüllen. Ein Beispiel: Die schon geschilderte Kettenreaktion bei der Zerstörung der lattenzaunähnlichen Zellwandanteile wird von Vitamin E gestoppt. Dieses wird nun selbst zu einem Radikal, ist aber so reaktionsträge, dass keine Gefahr für die umgebenden Strukturen resultiert. Das Vitamin-E-Radikal, das in öliger Umwelt zu Hause ist, wird von in wässriger Lösung vorliegenden Vitamin-C-Molekülen wieder reduziert – so nennt man die Umkehrung der feindlichen Oxidation – und dieses wiederum muss ebenfalls durch verschiedene weitere Systeme, wie Liponsäure oder die oben erwähnten Enzyme, recycelt werden.

Liponsäure

Nicht nur im lebenden Organismus (der Fachausdruck der Biochemiker für Forschungen im lebenden Wesen lautet »in vivo« = »im Lebenden«, im Gegensatz zu Analysen im Reagenzglas »in vitro« = »im Glas«), auch im Labor finden sich zusammenarbeitende (synergistische) Redox-Systeme, etwa Vitamin C und Schwefel-(SO_2-)Salze oder Vitamin C und harnsaure Salze.

Wie empfindlich diese Redox-Systeme sind, lässt sich aus der schnellen Oxidation von Vitamin C in unserer Nahrung ablesen. Ein Apfel im kalten Keller verliert pro Tag etwa 0,2% seines Vitamin-C-Gehalts, bei Lagerung in einem warmen Zimmer ist nach wenigen Tagen kein Vitamin C mehr nachweisbar.

Wein-Inhaltsstoffe

Antioxidanzien pflanzlicher Herkunft

Im Kontext unseres Alkoholthemas sind die Antioxidanzien pflanzlicher Herkunft vorrangig zu betrachten. Die Schalen der roten Weinbeeren scheinen den größten Anteil erwünschter Polyphenole zu beinhalten. Die Traubenkerne sind zwar noch polyphenolreicher – diese Polyphenolarten sind aber geschmacklich unerwünscht. Von den unzähligen im Wein vorkommenden Polyphenolen sind über die folgenden am ehesten Forschungsergebnisse zu erhalten:

Quercetin, Catechin und *Epicatechin* wirken krebshemmend und reduzieren die Thrombozytenaggregation. Dieser Effekt ist uns bereits aus der allgemeinen Charakteristik dessen, was Alkohol bewirken kann, bekannt. Die Polyphenole verstärken also diese erwünschte Alkoholwirkung durch ihre Anwesenheit im Wein. Auch die Wirksamkeit von Vitamin C sollen sie verstärken, was mit Rücksicht auf die zusammenhängenden Redox-Teams verständlich ist. Quercetin ist vor allem in Wein sonnenreicher Gegenden zu finden, eine seiner weiteren Qualitäten sei eine vasodilatierende und -relaxierende Wirkung, wodurch der Durchmesser der blutführenden Gefäße erweitert wird.

Auch darüber – wie bei so vielen wissenschaftlichen Resultaten – ist das Heft noch nicht geschlossen. Eine deutsche Arbeitsgruppe der Universität Köln hat versucht, dies an aus der Ratten-Hauptschlagader gewonnenen Gefäßringen zu überprüfen. In dieser Versuchsanordnung konnte die Gefäßerweiterung jedoch nur bei im Faß *(»en barrique«)* ausgebauten Rotweinen festgestellt werden, nicht jedoch bei Rotweinen, die im Stahltank ausgebaut worden waren, auch nicht bei Weißweinen, sogar wenn sie aus dem Barrique kamen. Mit Alkohol allein ließ sich ebenfalls keine Erweiterung der isolierten Rattengefäßringe nachweisen. Der Rotwein bringt außer u.a. Quercetin noch die Tannine aus dem Eichenholz der Fassdauben mit, was möglicherweise seine gefäßerweiternde Wirkung erklären könnte. Tannin wirkt darüber hinaus noch bakterizid, sogar viruzid (also nicht nur bakterienvernichtend, sondern auch virentötend); auch eine Wirkung gegen Durchfallserkrankung wird ihm zugerechnet.

Tannine aus den Fassdauben

Über die Möglichkeit sekundäre Pflanzenstoffe aus Trauben direkt zugänglich zu machen, also auf die Zusammenarbeit mit Alkohol zu verzichten, ist ebenfalls nachgedacht worden. Die daraus folgenden Resultate sind nicht ganz übereinstimmend. Sicher enthält Traubensaft, wie alle Fruchtsäfte, Flavonoide – etwa die Hälfte dessen, was im Wein gefunden wird. Wieder andere Berichte melden,

Flavonoide

nur in rotem Traubensaft seien sie zu finden – nach dem uns jetzt über Pflanzenkost Bekannten, ist dies nicht nachvollziehbar. Grapefruitsaft war dann empfohlen worden, bis herauskam, dass dessen Flavonoide das Leberenzym Cytochrom P450 hemmen, was einen verzögerten Abbau mancher Medikamente bewirken kann, also einem erhöhten Wirkspiegel derselben – auch nicht immer erwünscht.

Cytochrom P450

Bleiben wir lieber beim Wein: Hier gibt es mittlerweile lange und gründliche Forschungsreihen. Und eine aus dieser immensen Anzahl hat herausgefunden, dass die Lagerung des Weines dessen Polyphenole in stabilere Molekülformen überführt, so dass erstens diese Weinpolyphenole nicht mehr dieselben sind wie im Traubensaft, und zweitens hat sich damit auch deren antioxidative Potenz verändert.

Lagerung des Weins

Die Lagerung des Weins ist ein passiver Prozess, der nicht nur wertsteigernd in finanzieller Hinsicht ist. Die vorliegenden Forschungsergebnisse legen nahe, eine weiterlaufende Neubildung und molekulare Umgruppierung innerhalb des Polyphenol-Pools anzunehmen. Ein einfaches Beispiel aus dem *Speziallabor für Polyphenolchemie der Universität Straßburg* illustriert dies. Pinot-noir-Anthozyane behalten als Träger der roten Farbe in gelagertem Rotwein ohne Alterungszeichen ihre rote Färbung. Die gleichen Anthozyane in einer Suppe aus allen bekannten Wein-Ingredienzien verlieren innerhalb von 3 Monaten ihre Farbe. Nach *Hugh Johnson* veredelt sich auch Riesling-Wein durch die Lagerung. *Johnsons* Eindrücken nach kann sogar nach 10 bis 12 Jahren in der Flasche Tannin entstehen. Wie all das passieren kann, weiß man bis jetzt noch nicht, eins aber ist sicher: Wein ist das einzige Getränk, das durch Alterung gewinnt.

Molekulare Umgruppierung

Resveratrol ist ein Fungizid (ein Pilzhemmstoff), das Trauben aus kühlen und feuchten Gegenden stärker aufweisen als südliche Lagen. Es findet sich in Rotweinen und Chardonnay bzw. Champagner (der aus Chardonnay-Reben allein oder in Mischung mit Pinot noir bzw. Pinot Meunier hergestellt wird) deutlich konzentrierter als in anderen Weinen, wozu auch die Rosé-Weine trotz ihrer Färbung zählen. Außer der hemmenden Wirkung auf die Thrombozytenaggregation wird dem Resveratrol und seinen Analoga die stärkste Antioxidanzienwirkung aller Wein-Inhaltsstoffe zugeschrieben, vor allem bei dem hemmenden Effekt auf die LDL-Oxidation.

Die antioxidative Fähigkeit des Weins lässt sich ebenfalls messen. Bei der hier präsentierten Arbeit wurden jeweils Serumproben von 10 Probanden nach einer Mahlzeit ohne, dann nach einer Mahlzeit

Antioxidative Fähigkeit des Weins

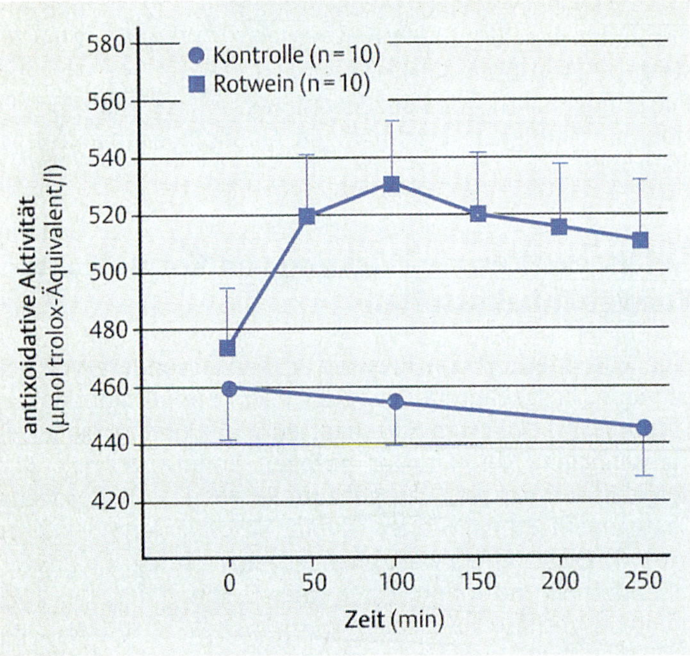

Zehn Probanden haben eine standardisierte Mahlzeit einmal mit und einmal ohne Weingenuss zu sich genommen, die Differenz der antioxidativen Aktivität im Blut könnte für eine Minderung der Oxidation von LDL-Cholesterinmolekülen sprechen. Dies würde erklären, warum eine normale Mahlzeit ohne besonderen Diätanspruch bei einer Gruppe schädlich, weil LDL-Cholesterin oxidierend, bei der weintrinkenden Gruppe aber eher schützend wirken könnte.

mit Rotweingenuss überprüft. Die Grafik zeigt, dass der zum Essen parallel laufende Weinverbrauch einen deutlichen Anstieg der oxidativen Potenz im Serum der Probanden bewirkte. Dies könnte die Oxidation von LDL-Molekülen zu den schädlichen oxLDL vermeiden helfen.

Die Resveratrol-Bildung, die sich nicht nur in Trauben, sondern auch in Erdnüssen nachweisen lässt, wird in diesen Früchten sowohl auf Vorrat produziert als auch durch auf die Pflanzen einwirkenden Stress in höherer Konzentration zur Verfügung gestellt. Für Pflanzen und Tiere gleichermaßen sind Verletzungen, Infektionen oder vermehrte UV-Bestrahlung als Stress zu werten. Die Resveratrol-Wirkungen bestehen in antioxidativen Fähigkeiten, in Veränderungen der Apolipoprotein-Bildung – zur Erinnerung: Das sind die Lotsenmoleküle der Cholesterin-Container –, in einer weitgehenden Hemmung überschießender Plättchenzusammenballungen und in der

Modulation der Eicosanoid-Bildung, worüber im Rahmen der Mittelmeerkost und ihrer unverzichtbaren Fischbeilage noch mehr gesagt werden muss.

Weitere Wirkungen der Polyphenol-Mischungen (wobei einzelne Forscherteams sich durchaus auf verschiedene Einzelstoffe und auch auf Mischungen derselben in verschiedenen Zusammensetzungen kapriziert haben) bestehen auch in einer nachweisbaren Vermehrung des NO-Moleküls (Stickoxid), das, als aus dem zartesten inneren Gefäßhäutchen (Endothel) selbst stammend, die Aufgabe hat, die Gefäße zu erweitern.

Stickoxid-Vermehrung

Isolierte Rattenherzen wurden durch Unterbindung einer Herzkranzarterie über 30 Minuten einem künstlichen Herzinfarkt ausgesetzt, nachdem vorher alkoholfreier Rotwein, reiner Alkohol in einer 2. Gruppe, in einer 3. Resveratrol-Extrakt, in einer weiteren Alkohol mit Resveratrol-Beimischung und in der Kontrollgruppe nur Blut durch die Herzkranzgefäße gepumpt worden war. Nach Wiedereröffnung der unterbundenen Arterie wurden über 2 weitere Stunden die Rattenherzen mit der ursprünglichen Flüssigkeit wieder durchspült und danach die Ausdehnung der künstlich erzeugten und wieder »geheilten« Herzinfarkte ausgemessen. Das Ergebnis zeigte die überlegene Wirkung von Rotwein und Resveratrol. Die nur mit Alkohol allein und als Kontrollgruppe nur mit Blut durchströmten Herzen wiesen die größten Areale abgestorbenen Gewebes (Infarzierungen) auf.

Artefizieller Herzinfarkt

Zu den verschiedenen Experimentalextrakten aus Rotwein gehört auch ein Produkt mit dem Namen *Anox*, dessen Wirkung in einer portugiesischen Arbeit untersucht wurde. Diese Arbeitsgruppe konnte festellen, dass Rotwein und Rotweinpulver, am meisten aber dieses *Anox* in der Lage seien, die durch AGE angerichteten Zerstörungen in Zellwänden zu bremsen.

Anox

Weitere Forschungsergebnisse schließen auch krebshemmende Wirkungen nicht aus. Diese lägen auch außerhalb der Hemmung krebsanstoßender Wirkungen der ROS, sie bestünden in der Blockade überschießender Zellteilungen von Krebszellen. In Laboranordnungen konnte gezeigt werden, dass in Zellkulturen menschliche Krebszellen in ihren Wachstumsraten sich von Resveratrol oder Quercetin allein, mehr jedoch von beiden in einer Mischung, am meisten aber von einfachem Rotwein bremsen ließen. Diese Wirkung besteht in einer den programmierten Zelltod startenden Wirkung – die bei gesunden Zellen nicht funktioniert.

Blockade überschießender Zellteilungen

Ein polyphenolisches Molekül noch wirksamerer antioxidativer Kraft wurde in einem Stoff mit dem Namen *Astringin* gefunden; dieses sei in der Lage, die durch Eisenionen ermöglichte Fettoxidation (die Bildung von oxLDL) zu verhindern.

Astringin

Dies ist ein insofern interessanter Denkansatz, als eine Erklärung, warum in den industrialisierten Ländern Frauen eine um 6 bis 8 Jahre höhere Lebenserwartung haben, davon ausgeht, dass die monatliche Regelblutung bei Frauen einen günstigen Aderlass bedeuten könnte, der ihren Eisenspiegel ständig im unteren Normbereich hält, mit dem Effekt, dass durch Eisen vermittelte Schädigungen wie die oben angeführte Verstärkung der Fettoxidation seltener vorkommen.

Unterschiedliche Lebenserwartung der Geschlechter

Auch an diesem Punkt kann eine Wissenschaftskritik ansetzen, denn de facto gibt es keine staatliche Unterstützung für ein Forschungsvorhaben, das es sich zum Ziel gesetzt hätte, diesen zunehmenden Unterschied in der Lebenserwartung von Frauen und Männern in so genannten industrialisierten Ländern aufzuklären. Wissenschaftspolitisch gesehen wäre nun auch ein Männerbeauftragter notwendig, denn die ungleiche Situation von Mann und Frau lässt sich im Gegensatz zum feministischen Denkansatz nicht lapidar in Stunden oder DM/Arbeitsstunde ausdrücken, sondern in Lebensjahren.

Resveratrol-Pillen

Bezüglich des Resveratrols ist die so genannte Gelbe Presse derart marketingwirksam geworden, dass bei einer Internet-Recherche zum Resveratrol auf einer Web-Seite die Meldung eines »Resveratrol-Händlers« – so was gibt es schon – erschien: »Sorry, aber unser Vorrat an Resveratrol-Pillen ist zu Ende, wir müssen auf die Traubenernte des neuen Jahres warten, um neue zu produzieren.« Ist das nicht eine Sünde, wenn man bedenkt, wie hervorragend zubereitet und schmackhaft verpackt Resveratrol (als Wein nämlich) bis jetzt zur Verfügung gestanden hat?

Stilben-Moleküle

Wie immer wieder bei der Konfrontation mit Forschungsergebnissen zu bemerken, sind diese nie zu 100% sicher. Es gibt immer dem gesicherten Wissensstand zuwiderlaufende Resultate, die ihrerseits weitere Forschungen inspirieren. Auch zu den Polyphenolen, hier speziell zu Resveratrol, gibt es warnende Stimmen. Resveratrol ist als Polyphenol kein Flavon-Derivat, sondern ein Stilben-Derivat. Stilben-Moleküle sind so wirksam wie weibliche Geschlechtshormone (sie übertreffen teilweise die östrogene Wirkung der Follikelhormone), noch wirksamer also: Ein als Stilbestrol bekanntes Molekül ist unter dem Namen »Cyren« als Hormonpräparat im Handel.

Diese hormonaktiven Substanzen, die nicht nur im Wein, sondern in vielen pflanzlichen Quellen gefunden werden, können im Organismus die Rolle hormoneller Disruptoren spielen, d. h. mit zunehmender Konzentration die Östrogen-Wirkung an dessen Rezeptoren verändern, da sich Resveratrol als Diethylstilbestrol ebenfalls an diese Rezeptoren binden kann. Wenn sich diese Stilbene an die Rezeptoren gebunden haben, bleiben für Östrogen nur noch reduzierte Rezeptorenzahlen übrig. Diese Interaktionen haben sowohl positive als auch negative Effekte: Östrogenabhängige Brustkrebszellen werden in ihrem Wachstum stimuliert, Risikofaktoren für das Gefäßsystem reduziert.

Östrogenabhängige Brustkrebszellen

Von Lebensmittelchemikern wird deswegen empfohlen, in vivo weitere Kompetitionsexperimente zwischen Östrogenen und Resveratrol durchzuführen, d. h. in tierischen Organismus genau zu analysieren, wie sich Resveratrol und Östrogene in unterschiedlichen Konzentrationen an den einzelnen Rezeptoren auswirken können. Insgesamt bedeutet dies, dass die Empfehlung zur zusätzlichen Einnahme von Resveratrol in Pillen- oder Konzentratform nicht durch eine eindeutige Datenlage abgedeckt ist.

Kompetitionsexperimente

Entzündungs-Hypothese

Weitere positive Effekte der im Wein zu findenden Polyphenole sind die antiinflammatorische (entzündungshemmende) und antikariogene (gegen Karies gerichtete) Wirkung. Um die Wichtigkeit der antientzündlichen Wirkung sekundärer Pflanzenstoffe im Wein zu verstehen, müssen wir noch einmal die Erörterung des Fettstoffwechsels heranziehen: Straßenkehrerzellen überfressen sich mit oxLDL, das von normalen Cholesterin-Rezeptoren als Fremdsubstanz nicht aufgenommen werden kann. Die sich aufblähenden Fresszellen verlegen das Gefäßinnere, aber das ist noch immer nicht die akute Verlegung des Gefäßlumens, die wir als Herzinfarkt zu fürchten gelernt haben. Aus noch immer nicht ganz geklärten Gründen kommt es zum Platzen dieser fetthaltigen Gefäßpolster, das damit freiwerdende Material reizt die vorbeischwimmenden Blutplättchen zur Zusammenballung, die dann quasi den Schlussstrich unter diese komplizierte Entwicklung eines Gefäßverschlusses zieht. Als Ursache einer solchen Instabilität werden entzündliche Einwirkungen diskutiert. So könnten Erreger eine lokale Infektion der Gefäßwand auslösen. Die Entzündungs-Hypothese hat einiges für sich, man kann damit erklären, warum bei Patienten mit später sich entwickelndem Herzinfarkt so genannte Entzündungsparameter (etwa CRP) bereits vorher im Blut nachgewiesen werden konnten.

Lokale Infektion der Gefäßwand

Als Ursache wird eine extrem langsam verlaufende (ultrachronische) Infektion mit *Chlamydien*-Bakterien diskutiert. Diese Chlamydien haben in der wissenschaftlichen Presse eine ähnliche Karriere wie die *Helicobacter*-Bakterien hinter sich, die von anderen Arbeitsgruppen auch für die Krankheitshypothese der entzündlichen Gefäß-

Chlamydien

wandveränderung unter Verdacht gestellt wurden. Chlamydien wurden bereits 1985 beschrieben. 1992 wurden Chlamydien erstmals bei Sektionen in Fettpolstern der Arterien entdeckt. Im gleichen Jahr konnte eine Korrelation zwischen Chlamydien-Befall und KHK nachgewiesen werden. Mit den Helicobacter-Infektionen haben Chlamydien-Besiedlungen scheinbar gesunder Organismen den schleichenden Verlauf und die untypischen Symptome gemeinsam. Ungeklärt ist, ob Chlamydien die atherosklerotischen Polster nach deren Wachstumsbeginn erst infizieren oder ob eine Infektion mit Chlamydien deren Ursache ist. An mit Antibiotika behandelten Patienten, deren Blut Hinweise auf eine chronische Chlamydien-Infektion zeigte, konnte man mittlerweile in einer Doppelblindstudie gegenüber der Placebo-behandelten Vergleichsgruppe bezüglich der Endpunke plötzlicher Herztod, Herzinfarkt und erstmaliges Auftreten von Angina pectoris signifikante Erfolge zeigen. Innerhalb dieses Modells wäre die antiinflammatorische Weinwirkung demnach durch ihre bakterienschwächende Beeinflussung zu erklären. Ein anderes Modell geht davon aus, dass Trümmer zerstörter Chlamydien die unangenehme Eigenschaft haben könnten, menschlichen Eiweißmolekülen zu ähneln, auf die sich dann die aktiv gewordene Körperabwehr stürzt, mit der Folge körpereigenes Material – in diesem Fall die Kappen der atherosklerotischen Plaques im Gefäßlumen – zu zerstören. So ließe sich die Weinwirkung über eine Modulation der Körperabwehr ebenfalls als antientzündlich interpretieren.

Antiinflammatorischer Weineffekt

Karies und Parodontitis

Dasselbe scheint sich bei der Erklärung der Wirkung des Weins gegenüber der Karies abzuzeichnen. Diese Krankheit als Einfallstor von Bakterien in den Gesamtorganismus war bereits ägyptischen Ärzten 1500 v. Chr. bekannt. Die Gefahrenmenge ist quantifizierbar: 1 mg einer Zahnablagerung beinhaltet bereits mehr als 10^{11} Mikroorganismen, beim Angriff dieser Bakterien auf das Zahnfleisch steigen die Gefahren anderer gefäßbedingter Krankheiten an. Mit dem gleichzeitigen Vorliegen einer Parodontitis steigt das Risiko für Hirnschläge und deren Vorläufer (sogenannte TIAs, das sind apoplektische Symptome, die sich innerhalb von 24 Stunden zurückbilden) um das 2,6fache an. In einer Untersuchung aus Lüttich wurde bei 66% gesunder Patienten eine Parodontose gefunden, aber bei 96% der Herzinfarktpatienten. Bei diesen konnte in einer zweiten Untersuchungs in 35% durch Kauen ein Einschwemmen der entsprechenden Bakterien in den Blutkreislauf nachgewiesen werden.

! Natürlich ist in diesem Falle nicht Wein, sondern einfaches Zähneputzen, nebst der Zahnzwischenräume, die beste Vorsorgemaßnahme.

4. Weißwein

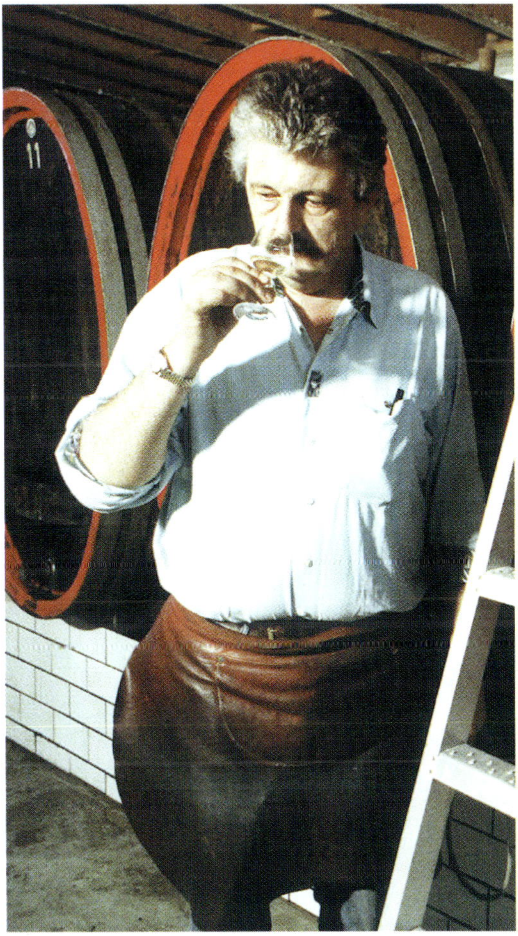

Warum vor allem Studien zu Rotwein vorliegen, ist zu diskutieren. Ein Gesichtspunkt könnte sein, dass das französische Paradox aus einer vor allem Rotwein trinkenden Volksgruppe resultiert. Oder auch, dass die Mehrzahl der forschenden Hochschullehrer selbst eher »der Milch des Alters«, also dem Rotwein, zuneigt. Vielleicht ist auch das merkantile Interesse, wie in der Einleitung angedeutet, seitens der Rotwein-Produzenten wirksamer in die Tat umgesetzt worden. Die vorliegenden und oben bereits angeführten Analysen betreffen Wirkstoffe, die im Rotwein am ausgeprägtesten gefunden worden sind. Somit stellt sich die Frage nach den positiven Effekten des Weißweins – gibt es diese überhaupt?

Freiburg

Leider liegen nur zwei Studien bezüglich der Effekte des Weißweins vor, beide aus Deutschland, eine aus Freiburg, die andere aus Mainz. *Prof. Keul* vom Klinikum der Albert-Ludwigs-Universität, Freiburg, untersuchte 15 männliche Studienteilnehmer, die nach 3-wöchiger Alkoholabstinenz über 4 Wochen täglich 0,5 l Riesling Kabinett zu sich nahmen, Nachkontrolle war nach einer weiteren Abstinenzphase von 4 Wochen.

Günstige Stoffwechselveränderungen

Die ermittelten günstigen Stoffwechselveränderungen beinhalten eine LDL-Reduktion, eine Optimierung des LDL/HDL-Quotienten, eine Zunahme des Serummagnesiumspiegels sowie eine Senkung des Glucose- und Fibrinogenspiegels. Die Senkung des Glucose-(Zucker-)Spiegels entlastet den Körper von überschießender Zuckerverarbeitung. Die Senkung des Fibrinogens zeigt einerseits eine Reduktion der allgemeinen entzündlichen Grundspannung des Organismus, andererseits ist damit eine allzu eifrige Gerinnungsaktivität des Blutes zu bremsen. 1996 konnte in einer anderen Studie mit 3092 untersuchten Patienten gezeigt werden, dass bei Männern nicht nur die KHK-Sterblichkeit, sondern sogar die Gesamtmortalität mit einem erhöhten Fibrinogenspiegel einhergeht; eine Senkung dieses Spiegels erscheint also wünschenswert.

Magnesium

Magnesium hemmt die Zusammenballung der Thrombozyten, außerdem wirkt es als stressabschirmendes Mittel, da die Freisetzung der Stresshormone Adrenalin und Noradrenalin ebenfalls gehemmt wird. Die meisten dieser Werte kehrten nach der Abstinenzphase zu ihrem Ausgangsniveau zurück, weshalb angenommen werden darf, dass die angeführten Effekte durch den Weinkonsum verursacht worden waren.

Interessant ist hierbei, dass der wichtige LDL/HDL-Quotient bei einer Gruppe von so genannten Non-Respondern (dies sind untersuchte Personen, die auf einen zu testenden Stoff überhaupt nicht reagieren) sich nicht wesentlich verbesserte. Dies betraf außer Probanden mit einem »schlechteren Ernährungsverhalten«, also Opfer der internationalen »McDonaldisierung und Coca-Colonisierung«, auch Patienten mit dem typischen Bild des metabolischen Syndroms.

»McDonaldisierung und Coca-Colonisierung«

Eine Gruppe von Einzelsymptomen wird Syndrom (aus dem Altgriechischen: »Zusammenlauf«) genannt. Dieses Syndrom oder Krankheitsbild präsentieren übergewichtige Hochdruckpatienten, bei denen gleichzeitig eine Fettstoffwechselerhöhung, eine gestörte Zuckerverwertung und ein Harnsäureanstieg mit der daraus abzuleitenden Gichtgefahr vorliegen.

Metabolisches Syndrom

Das metabolische Syndrom ist eines der neuesten Arbeitsfelder der Stoffwechsel- und Ernährungsmedizin. Solche neu beschriebenen Krankheitsbilder sind keinesfalls immer Neuentdeckungen; im Fall des metabolischen Syndroms handelt es sich eher um einen Lerneffekt, den man mit »wie Schuppen von den Augen fallen« beschreiben kann. Schon immer war es eine Binsenweisheit der Medizin, dass dickere Menschen eher Bluthochdruck und früher eine Zuckerkrankheit entwickeln. Ende der 80er Jahre wurde der gemeinsame

Verursacher dieses Syndroms in der Insulinresistenz gefunden. Durch Übergewicht, selbst geringen Ausmaßes, verschlechtert sich die Empfindlichkeit der Körperzellen auf das zuckerregulierende Hormon der Bauchspeicheldrüse, das Insulin.

Übergewicht

! Übergewicht ist jedoch nicht gleich Übergewicht. Die Gefährlichkeit der übermäßigen Fetteinlagerung lässt sich wie auf dem Markt gleichsam in Äpfel und Birnen einteilen. Birnenförmig ist hierbei eine vor allem auf die Hüften konzentrierte Fettanlagerung. Diese weiblich anmutende Fettverteilung ist ungefährlich. Der apfelförmige Bauch, der dem runden Bierbauch entspricht, ist typisch für Männer und buchstäblich lebensgefährlich. Denn die im Bauchfett arbeitenden Fettzellen brauchen zu ihrer Arbeit mehr Insulin als andere Fettzellen. Daraus resultiert dann der bei Bauchfettsucht erhöhte Insulinspiegel, der in der Folge die Insulinresistenz anderer Zellen begründet.

Diese Zellen benötigen dann zum Glucosetransport aus dem Blut ins Zellinnere bis in die Nähe ihrer mitochondrialen Energiezentralen immer höhere Insulinspiegel. Das vermehrt zur Verfügung stehende Insulin verursacht in dieser hohen Dosis weit über das Ziel hinausschießende Effekte: beispielsweise einen Anstieg der Blutfette. Ganz besonders gefährlich aber ist die wachstumshormonähnliche Wirkung des Insulins mit der Folge, dass die Wände der kleinen Gefäße dicker und unelastischer werden. Diese so veränderten Gefäße neigen eher zu Ereignissen, bei denen ihre Lichtung verlegt wird.

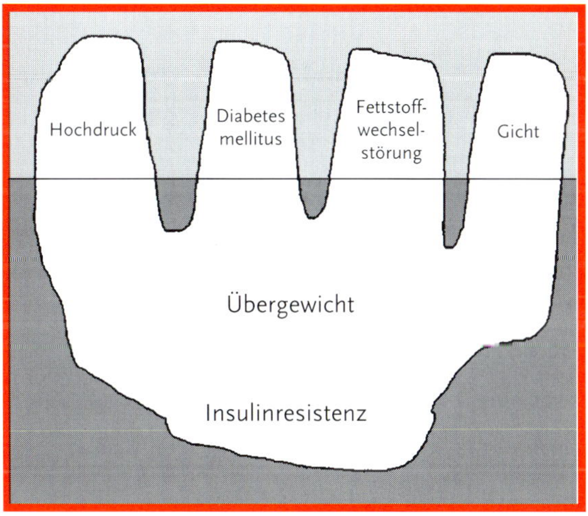

Die diesem Krankheitskomplex gemeinsame Ursache bleibt wie bei einem Eisberg solange unter der Oberfläche, bis die ersten »Zacken« im Gesundheitszustand des Menschen auffallen.

! Mit dieser Datenlage weisen die Verfasser in ihrer abschließenden Beurteilung darauf hin, dass zu den günstigen Effekten des Weinkonsums offensichtlich auch die richtige Ernährung und der gesunde Lebensstil gehören müssen.

Mainz

Versuchsbeschreibung

Mainzer Weißwein-studie

Umfangreicher wurde die *Mainzer Weißweinstudie* von *Prof. K. Jung* angelegt: dreiarmig und randomisiert mit 85 männlichen Probanden zwischen 45 und 60 Lebenjahren, d. h. dass die 85 Männer nach einem zufälligen Verteiler jeweils einer der drei Gruppen zugeteilt wurden. Bei normalen Studien wird noch das Wort doppelblind hinzugefügt, um zu dokumentieren, dass nicht nur die Probanden, sondern auch die verordnenden Ärzte nicht wissen dürfen, welche Gruppe mit Placebo, welche mit der Testsubstanz lebt. Wie bereits beschrieben ist ein Placebo, das schmecken und duften müsste wie Wein, aber kein Wein sein darf, noch nicht hergestellt worden.

Über 8 Wochen tranken die einzelnen Gruppen täglich jeweils 0,375 l Rotwein, Weißwein oder Wasser. Bei den Weinen handelte es sich um trockene deutsche Kabinettweine der Sorten Spätburgunder, Jahrgang 1993, und Riesling, Jahrgang 1991. Die Weine wurden lebensmittelchemisch voruntersucht und zeigten die erwarteten Unterschiede im Polyphenolgehalt (bei Rotwein 8-mal mehr als im Weißwein) und bei Vitamin C (im Rotwein um den Faktor 9 vermehrt).

Lebensmittel-chemische Vorunter-suchung

Die Probanden mussten diverse Grundbedingungen erfüllen, um in die Studie aufgenommen zu werden. Das Körpergewicht sollte nicht zu stark in Richtung Über- oder Untergewicht abweichen, Medikamenteneinnahme war nicht erlaubt, die Laborwerte sollten vor der Studie im Normbereich liegen und mehr als 5 Zigaretten pro Tag wurden nicht zugelassen. Außerdem, und dies ist für eine Alkohol beobachtende Analyse unabdingbar, sollte keiner der Probanden Abstinenzler, Alkoholiker oder ehemaliger Alkoholiker sein, aber auch kein ausgesprochener Weintrinker – d. h. vor der Testserie sollte der durchschnittliche Weinverbrauch der Probanden eine Flasche Wein pro Woche nicht überschritten haben.

Die Gewichtsbestimmung im Rahmen der Ernährungsmedizin verfügt über einen veralteten Bestimmungsmodus *(Broca)* und einen, der zunehmend internationalen Standard darstellt *(BMI)*.

Gemäß *Broca* wird das Gewicht nach der Formel Größe in cm – 100 = Normalgewicht in kg bestimmt. Abweichungen von der Norm werden in Prozent ausgedrückt. In dieser Studie wurde ein Gewicht zwischen einem Broca-Index von 80% und 120% akzep-

BODY MASS INDEX (BMI=kg/m²)

<20 Untergewicht
20-25 Idealgewicht
>25 Übergewicht

Gewicht (kg)

Größe (m)	35	36	37	38	39	40	41	42	43	44	45	46	47	48	49	50	51	52	53	54	55	56	57
1,52	15	16	16	16	17	17	18	18	19	19	19	20	20	21	21	22	22	23	23	23	24	24	25
1,54	15	15	16	16	16	17	17	18	18	19	19	19	20	20	21	21	22	22	22	23	23	24	24
1,56	14	15	15	16	16	16	17	17	18	18	18	19	19	20	20	21	21	21	22	22	23	23	23
1,58	14	14	15	15	16	16	16	17	17	18	18	18	19	19	20	20	20	21	21	22	22	22	23
1,60	14	14	14	15	15	16	16	16	17	17	18	18	18	19	19	20	20	20	21	21	21	22	22
1,62	13	14	14	14	15	15	16	16	16	17	17	18	18	18	19	19	19	20	20	21	21	21	22
1,64	13	13	14	14	15	15	15	16	16	16	17	17	17	18	18	19	19	19	20	20	20	21	21
1,66	13	13	13	14	14	15	15	15	16	16	16	17	17	17	18	18	19	19	19	20	20	20	21
1,68	12	13	13	13	14	14	15	15	15	16	16	16	17	17	17	18	18	18	19	19	19	20	20
1,70	12	12	13	13	13	14	14	15	15	15	16	16	16	17	17	17	18	18	18	19	19	19	20
1,72	12	12	13	13	13	14	14	14	15	15	15	16	16	16	17	17	17	18	18	18	19	19	19
1,74	12	12	12	13	13	13	14	14	14	15	15	15	16	16	16	17	17	17	18	18	18	18	19
1,76	11	12	12	12	13	13	13	14	14	14	15	15	15	15	16	16	16	17	17	17	18	18	18
1,78	11	11	12	12	12	13	13	13	14	14	14	15	15	15	15	16	16	16	17	17	17	18	18
1,80	11	11	11	12	12	12	13	13	13	14	14	14	15	15	15	15	16	16	16	17	17	17	18
1,82	11	11	11	11	12	12	12	13	13	13	14	14	14	14	15	15	15	16	16	16	17	17	17
1,84	10	11	11	11	12	12	12	12	13	13	13	14	14	14	14	15	15	15	16	16	16	17	17
1,86	10	10	11	11	11	12	12	12	12	13	13	13	14	14	14	14	15	15	15	16	16	16	16
1,88	10	10	10	11	11	11	12	12	12	12	13	13	13	14	14	14	14	15	15	15	16	16	16
1,90	10	10	10	11	11	11	11	12	12	12	12	13	13	13	14	14	14	14	15	15	15	16	16
1,92	9	10	10	10	11	11	11	11	12	12	12	12	13	13	13	14	14	14	14	15	15	15	15
1,94	9	10	10	10	10	11	11	11	11	12	12	12	12	13	13	13	14	14	14	14	15	15	15
1,96	9	9	10	10	10	10	11	11	11	11	12	12	12	12	13	13	13	14	14	14	14	15	15
1,98	9	9	9	10	10	10	10	11	11	11	11	12	12	12	12	13	13	13	14	14	14	14	15
2,00	9	9	9	10	10	10	10	11	11	11	11	12	12	12	12	13	13	13	13	14	14	14	14

Größe (m)	58	59	60	61	62	63	64	65	66	67	68	69	70	71	72	73	74	75	76	77	78	79	80
1,52	25	26	26	26	27	27	27	28	29	29	29	30	30	31	31	32	32	32	33	33	34	34	35
1,54	24	25	25	26	26	27	27	27	28	28	29	29	30	30	30	31	31	32	32	32	33	33	34
1,56	24	24	25	25	25	26	26	27	27	28	28	28	29	29	30	30	30	31	31	32	32	32	33
1,58	23	24	24	24	25	25	26	26	26	27	27	28	28	28	29	29	30	30	30	31	31	32	32
1,60	23	23	23	24	24	25	25	25	26	26	27	27	27	28	28	29	29	29	30	30	30	31	31
1,62	22	22	23	23	24	24	24	25	25	26	26	26	27	27	27	28	28	29	29	29	30	30	30
1,64	22	22	22	23	23	23	24	24	25	25	25	26	26	26	27	27	28	28	28	29	29	29	30
1,66	21	21	22	22	22	23	23	24	24	24	25	25	25	26	26	26	27	27	28	28	28	29	29
1,68	21	21	21	22	22	22	23	23	23	24	24	24	25	25	26	26	26	27	27	27	28	28	28
1,70	20	20	21	21	21	22	22	22	23	23	24	24	24	25	25	25	26	26	26	27	27	27	28
1,72	20	20	20	21	21	21	22	22	22	23	23	23	24	24	24	25	25	25	26	26	26	27	27
1,74	19	19	20	20	20	21	21	21	22	22	22	23	23	23	24	24	24	25	25	25	26	26	26
1,76	19	19	19	20	20	20	21	21	21	22	22	22	23	23	23	24	24	24	25	25	25	26	26
1,78	18	19	19	19	20	20	20	21	21	21	21	22	22	22	23	23	23	24	24	24	25	25	25
1,80	18	18	19	19	19	19	20	20	20	21	21	21	22	22	22	23	23	23	23	24	24	24	25
1,82	18	18	18	18	19	19	19	20	20	20	21	21	21	21	22	22	22	23	23	23	24	24	24
1,84	17	17	18	18	18	19	19	19	19	20	20	20	21	21	21	22	22	22	22	23	23	23	24
1,86	17	17	17	18	18	18	18	19	19	19	20	20	20	21	21	21	21	22	22	22	23	23	23
1,88	16	17	17	17	18	18	18	18	19	19	19	20	20	20	20	21	21	21	22	22	22	22	23
1,90	16	16	17	17	17	17	18	18	18	19	19	19	19	20	20	20	20	21	21	21	22	22	22
1,92	16	16	16	17	17	17	17	18	18	18	18	19	19	19	20	20	20	20	21	21	21	21	22
1,94	15	16	16	16	16	17	17	17	18	18	18	18	19	19	19	19	20	20	20	20	21	21	21
1,96	15	15	16	16	16	16	17	17	17	17	18	18	18	18	19	19	19	20	20	20	20	21	21
1,98	15	15	15	16	16	16	16	17	17	17	17	18	18	18	18	19	19	19	19	20	20	20	20
2,00	15	15	15	15	16	16	16	16	17	17	17	17	18	18	18	18	19	19	19	19	20	20	20

Anhand von Größe und Körpergewicht kann jeder (ohne großen Rechenaufwand) hier seine BMI-Einteilung ablesen. Ist diese Zahl geringer als 24 sind Sie auf jeden Fall auf der richtigen Seite – Untergewicht (unter 18,5) ist jedoch ebenfalls ein schlechtes Zeichen.

tiert. *BMI* ist die Abkürzung für den englischen Ausdruck *Body-Mass Index* (Körper-Masse-Index), dieser wird berechnet, indem das Gewicht geteilt wird durch die mit sich selbst multiplizierte Körpergröße, also kg/m^2. Das Resultat zeigt ein Normalgewicht bei einem BMI zwischen 18,5 und 24,9 an, unter 18,5 liegen Patienten mit Untergewicht, ab 25 beginnen die verschiedenen Übergewichtsklassen, wovon die schwerste (ab BMI 40 aufwärts) Adipositas Klasse III genannt wird. Um sich Rechenoperationen zu ersparen, gibt es Tafeln, anhand derer sich der BMI-Index unter Ablesen von Gewicht und Körpergröße finden lässt.

BMI ist genauer

In der Mainzer Weißweinstudie wurde zwar das Einstiegsprotokoll mit dem Broca-Index angefertigt, die relativen Körpergewichtsveränderungen unter der Studie wurden aber, da genauer, mit dem BMI protokolliert. Andere Kontrollen bestanden in den Parametern der drei wesentlichsten Wirkfelder Fettstoffwechsel, Gerinnung und Schutz vor freien Radikalen, hinzu kamen Blutdruck und Magnesium, zusammen mit den üblichen internistischen Laborwerten. Diese Untersuchungen erfolgten nicht nur am Ende der 8-Wochen-Periode, sondern auch nach 1 und 4 Wochen.

Tabellarische Auflistung der gemessenen Parameter:

- *Basislabor:*

Großes Blutbild, Natrium, Kalium, Calcium, anorganisches Phosphat, Kreatinin, Harnstoff, Harnsäure, Eisen, Bilirubin, Amylase, alkalische Phosphatase, Gamma-GT, Cholesterinesterase, SGPT, SGOT, Lactatdehydrogenase, Kreatininkinase, Magnesium

- *Speziallabor:*

HDL_2 und HDL_3, Apolipoprotein A_I, LDL, Fibrinogen, Plasminogen, t-PA (Gewebe-Plasminogen-Aktivator), PAI (Plasminogen-Aktivator-Inhibitor), Thromboxan A_2, Vitamin A und E, Gesamtantioxidative Kapazität nach Miller

- *Klinik:*

Blutdruck, BMI, Ernährungsprotokolle

Die Ergebnisse

- *Fettstoffwechsel:*

Triglyceride

Beide Weingruppen – etwas ausgeprägter bei Weißwein – zeigten eine statistisch signifikante HDL-Erhöhung. Weißwein und Wasser ließen den Triglyceridgehalt abfallen. Triglyceride gehören wie auch

Cholesterin zu den Blutfetten, sind aber von anderer Molekülstruktur (je 3 Fettsäuremoleküle hängen an einem Glycerinmolekül).

Die Gefäßbedrohung durch Triglyceride ist nicht ganz so ausgeprägt wie die durch Cholesterin. In der Mehrzahl der Fälle spielt die Hypertriglyceridämie eher die Rolle einer Zusatzgefahr bei schon bestehender Cholesterinerhöhung. Die Vermehrung der Triglyceride im Blut ist vor allem auf Diabetes mellitus, Fettsucht oder Alkoholmissbrauch zurückzuführen.

Letzteres ist im Zusammenhang mit einer Weinstudie interessant. Um so interessanter ist das Ergebnis der Triglyceridsenkung durch Weißweingenuss, der Effekt in der Wassergruppe verwundert nach dem oben Gesagten nicht. HDL erhöhte sich leicht in den Weingruppen, reduzierte sich aber in der mit Wasser geführten Gruppe. Ebenfalls erhöhte sich in der Wassergruppe die Apolipoprotein-A_I-Konzentration, was, insgesamt gesehen, auf dem Gebiet des Fettstoffwechsels einer Risikosteigerung bei den Wassertrinkern entspricht. **Apolipoprotein A_1**

■ *Blutgerinnung:*
Das Risiko überschneller Blutgerinnung im Gefäßinneren konnte unter beiden Weinsorten, allerdings auf verschiedenen Messsektoren

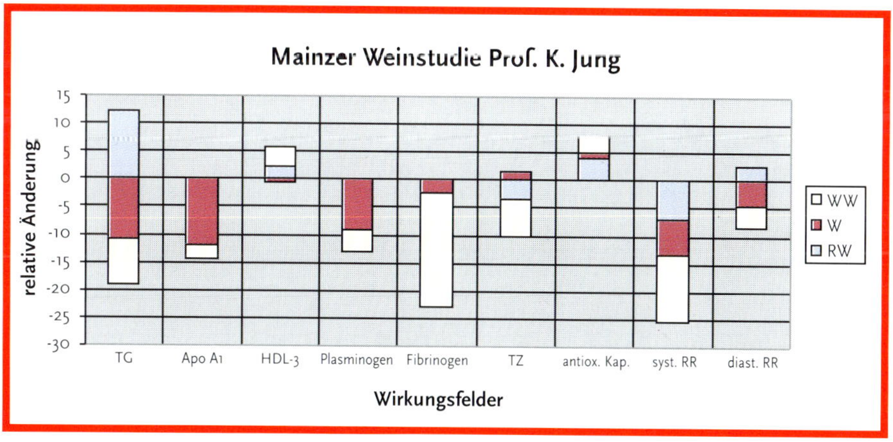

Diese Ergebnisse zeigen zunächst, dass auch Weißwein einen protektiven Effekt haben muss. Dessen Quantifizierung verlangt weitere Studien, die Relativierung des Rotweineffektes ebenfalls, bis dahin aber können die Weißweinliebhaber völlig entspannt weiter bei ihrer angestammten Präferenz bleiben. Mit diesem Säulendiagramm haben wir die verschiedenen Effekte untereinander vergleichbar gemacht. Das jeweils führende Wirkprinzip schließt die Säulen ab. Verblüffend ist die eindeutige Führung der Weißweineffekte für TG = Neutralfett, Apo A = Cholesterin, HDL3 = HDL-Cholesterin, Plasminogen sowie Fibrinogen = gerinnungsfördernde Stoffe, TZ = Blutplättchen, aber ebenfalls Gerinnungsförderung, syst. und diast. = Blutdruckwerte. Die Darstellung der antioxidativen Kapazität wurde zur Verdeutlichung akzentuierter dargestellt, als es die Messergebnisse erlaubt hätten, jedoch führt auch hier der Weißwein.

t-PA

reduziert werden. Weißwein reduzierte Fibrinogen, Rotwein ließ t-PA *(tissue plasminogen activator)* ansteigen, Wasser veränderte im Sinne eines Risikoanstiegs, also negativ, Plasminogen, t-PA und die Blutplättchengesamtzahl. Diese fiel in beiden Weingruppen ab, was gerinnungstechnisch positiv zu werten ist. Nicht ganz in dieses Bild passt der in der Weißweingruppe aufgetretene Plasminogenabfall, da dieses einem Risikoanstieg entspricht.

- *Antioxidative Wirkung:*

Gesamtantioxidative Kapazität

Wasser ließ den Vitamin-A-Spiegel ausgeprägt und den Vitamin-E-Spiegel leicht sinken, die Weine führten zu einem Vitamin-E-Anstieg. Die gesamtantioxidative Kapazität nahm unter Rotwein weniger ausgeprägt als unter Weißwein zu.

- *Zusätzliche Messwerte:*

Unter Rotwein fiel der Magnesiumwert, eine leichte BMI-Zunahme wurde ebenfalls nur unter Rotwein festgestellt – dies könnte unerwarteterweise einer Risikoerhöhung unter Rotwein entsprechen. Es kam auch zu Blutdruckänderungen, der systolische Blutdruck fiel in allen Gruppen, am deutlichsten in der Weißweingruppe, der diastolische Blutdruck fiel nur in der Weißweingruppe.

Nach den Worten der Untersucher betrachten sie als »das herausragende Ergebnis der Studie ... die auffällige Anhebung des HDL_3-Cholesterins durch mäßigen regelmäßigen Weinkonsum«. Außerdem stellten sie fest, dass der durch den in der Wassergruppe festgestellten HDL-Abfall erzeugte Risikoanstieg durch Weinkonsum vermieden werden kann. Der Abfall an Thromboxan A_2, wahrscheinlich vermittelt durch die alkoholbedingte Reduktion eines für den Thromoboxanaufbau wichtigen Enzyms, reduziert die »Versammlungsfreude« unserer Blutplättchen. Möglicherweise versteckt sich dahinter die Erklärung, die *Prof. Renaud* in Südwales erarbeitete.

Thromboxan A_2

Risikofaktoren oder Überlebensgarantie?

Bei kritischer Durchsicht der mittlerweile vorgestellten Alkohol- und Weinwirkungen stellt sich die Frage, wie es dazu kommen konnte, dass es für uns Menschen positive Aspekte haben kann, wenn wir uns bewusst gegen Regulationmechanismen des Körpers wehren. Dies geschieht nicht nur auf dem ernährungsmedizinischen Sektor, sondern auch in der Arzneimitteltherapie, wenn Aspirin zur Blutverdünnung oder Antibiotika und Cortison gegen notwendige, zeitweise aber überschießende Abwehrreaktionen des Körpers eingesetzt wer-

Körpereigene Regulationsmechanismen

den – manchmal gegen das unbehagliche Gefühl des Patienten, in seinem Körper geschähe nun etwas Unnatürliches. Dieses Gefühl ist berechtigt, aber nicht richtig, denn unsere Lebensumstände haben sich weit über unsere angeborenen Fähigkeiten, die Umwelt instinktgestützt zu beurteilen, verändert. Ist in der menschlichen Entwicklungsgeschichte etwas falsch gelaufen?

! Das Gefühl, mit unserem Körper könnte durch Therapie etwas Unnatürliches geschehen, oft unterstrichen durch die Äußerung »Ich kenne mich selbst am besten«, ist leider eine Irreführung unseres nicht fehlerfrei arbeitenden Instinkts. Jedes Lebewesen vom Mensch bis zum Regenwurm kann leichter mit seinem nach außen gerichteten Nervensystem Eindrücke klassifizieren als Informationen aus dem eigenen Körperinneren bewerten. Zwischen Daumen und Zeigefinger wissen wir eher ein Haar von einer Klaviersaite zu unterscheiden als im Magen ein Geschwür oder Krebs von Blähungen. Gerade dieser sehr einseitigen Informationssysteme wegen benötigen wir in der Medizin Laborwerte und diagnostische Techniken. Leider können auch noch so tiefe Überzeugungen die Apparatemedizin nicht ersetzen.

Der Organismus fast aller Lebewesen ist wie ein biologisch programmierter Apparat aufgebaut, dessen erste Aufgabe es ist, das Überleben der Art zu sichern. Nur die zweitwichtigste Aufgabe ist es, das eigene Überleben zu garantieren. In der menschlichen Kulturgeschichte heißt dies, dass Langzeitüberleben über die abgeschlossene Aufzucht der Kinder hinaus ursprünglich nicht geplant war, durch wesentliche Veränderungen unserer Umwelt sich aber als machbar erwiesen hat. Damit erst greift die Möglichkeit, die nachrangige Programmierung zur Selbsterhaltung Wirklichkeit werden zu lassen.

Kinderaufzucht

Ursprünglich als Jäger und Sammler entstanden, ist der Mensch besser ausgestattet, längere Mangelperioden auszuhalten als ein Leben im Nahrungsmittelüberfluss. Bevölkerungen extremer Mangelgegenden – als Beispiel seien die Pima-Indianer Arizonas oder die Eskimos genannt – sind genetisch noch deutlicher befähigt, das nur selten ausreichend gejagte Wild optimal nach Nährstoffgehalt zu verwerten, aber auch im Körper abzulagern, als dies in unseren Breiten zutrifft. Diese Fähigkeit macht unter Mangelbedingungen einen guten Futterverwerter aus. Der nachteilige Beiklang, den dieses Wort heute hat, bedeutet, dass unter besseren Verhältnissen der gute Futterverwerter mit seinen überschießenden Fettstoffwechselwerten und körperlichen Fettablagerungen zu kämpfen hat. Dies gilt vor allem für Stoffe, die für den Organismus zwar notwendig, unter den

Gute Futterverwerter

Bedingungen der freien Natur aber nicht leicht zu erhalten sind, Cholesterin zum Beispiel.

Thromboserisiko

Aber auch Blutverluste mussten unter allen Umständen so gering wie möglich gehalten werden, denn es gab weder eine adäquate Wundversorgung noch Blutersatzstoffe. Also ist ein schnell die Wunden schließendes Gerinnungssystem ursprünglich ein Überlebensvorteil für den jungen verletzten Jäger oder Kämpfer gewesen. Heute bedeutet es leider nur noch ein erhöhtes Thromboserisiko. Also müssen wir Menschen uns in den Regionen der Erde, in denen es uns gut geht, von unseren angeborenen Fähigkeiten zum Überleben angemessen distanzieren.

5. Unterschiede zwischen Rot- und Weißwein

Aus der oben vorgestellten, gründlich durchgeführten Weißweinstudie ergeben sich Einblicke, die keineswegs zu der tausendfach nachgeplapperten These von der prophylaktischen Überlegenheit des Rotweines berechtigen – aber gleichzeitig zu weiteren Studien motivieren müssen. Die unterschiedlichen Studienergebnisse, die bislang so sehr zugunsten des Rotweines ausgelegt werden konnten, könnten u. a. auch durch unterschiedliche Zeitverläufe der jeweiligen Wirkkurven erklärt werden:

Prophylaktische Überlegenheit des Rotweins?

Nach den entsprechenden Untersuchungen steigt die gesamtoxidative Kapazität von Weißwein nur langsam an und erreicht ihr Wirksamkeitsmaximum erst, wenn die Rotweinwirkung bereits im Abschwung begriffen ist.

Epidemiologische Studien zum Weißwein existieren leider noch nicht, es gibt jedoch indirekte Hinweise. 1997 veröffentlichte *Klatsky* eine prospektive Studie über 128 934 erwachsene Kalifornier und die Ursachen, die sie ins Krankenhaus gebracht hatten, mit besonderem Augenmerk einerseits auf kardiovaskuläre Erkrankungen und die Eigenschaften der genossenen Getränke andererseits: Er fand keinen speziellen Nutzen des Rotweines – *»not especially red wine«*. Übrigens zitiert *Renaud* die Arbeit – ohne auf diese Beobachtung einzugehen!

Eine weitere Ursache der einseitigen Lobeshymnen auf den roten Wein im Vergleich zum weißen ist in »der Sehnsucht nach einem geheimen Ur-Sinn, der tief hinter der Welt der Erscheinungen schlummert« *(Hans Arp)* zu suchen. Roter Wein als Symbol für das rote Blut, also eine Farbensymbolik, wie wir sie populärermedizinisch bei vielen Anwendungen kennen. Immer noch gilt der Saft der roten Bete als wirksam bei Anämie oder Rotwein mit Ei als Stärkungsmittel für Frischoperierte.

Farbensymbolik

Die rote Farbe des Blutes wird mit Leben assoziiert: nach *C. G. Jung* ein Symbol aus dem kollektiven Unbewussten, in vielen Religionen (Kali-Verehrung der Hindus, Abendmahl) bekannt. Wahrscheinlich sind die Forscher hier von einer Hinneigung zu einem als hochwertig anmutenden Ergebnis nicht ganz frei. Eine Ausnahme bildet *Ferdinand Sauerbruch*, der in seiner Autobiografie betont, wie viel Wert er immer auf die Versorgung seiner frischoperierter Patienten mit Champagner gelegt hat, ein Mittel zur Rekonvaleszenz, das nun überhaupt keine Blutsymbolik beinhaltet.

Wirtschaftsinteressen

Warum also wird Rotwein favorisiert? Zurück zu wirtschaftlichen Interessen: Seit auch im deutschen Fernsehen *(ARD, 4.6.2000)* über die Verknüpfungen namhafter Weinkritiker mit großen Weinfirmen, bekannter Weinzeitschriften mit diesen Kritikern und über die überhaupt nicht mehr blinde Verkostung von Weinen, meistens der oben erwähnten Weinfirmen und Winzer, berichtet wurde, ist es erlaubt, auch innerhalb dieses Forschungs-Bias daran zu erinnern, dass Geld möglicherweise eine Rolle spielen könnte. Die einen fördern Forschungsarbeiten, die anderen nicht.

Spätburgunder

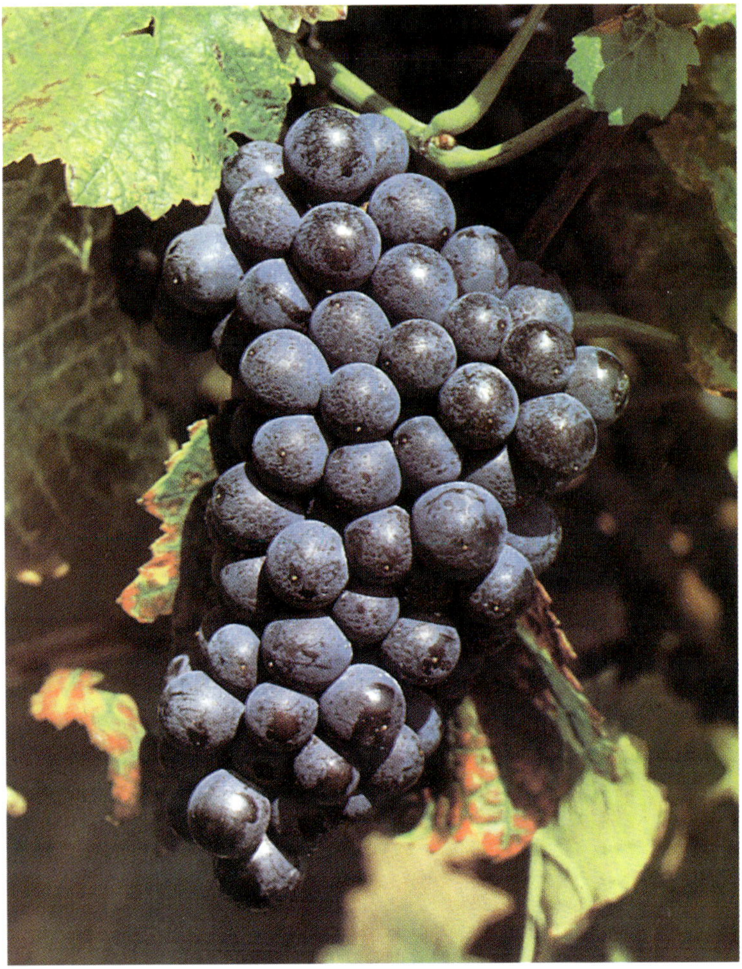

6. Den Weineffekt begleitende Wirkfaktoren

Die Sieben-Länder-Studie

Die *Framingham-Studie* konnte zwar zeigen, welche Risikofaktoren in den USA (als Stellvertreter für die restliche industrialisierte Welt) kardiovaskuläre Erkrankungen verursachen; allein die Frage, wie man das alles besser machen könnte, war schwerer zu beantworten. Deswegen wurde eine weitere Mammutstudie konzipiert, deren Design es ermöglichen sollte, durch den Vergleich hochgefährdeter Populationen mit solchen besserer Risikoklassifizierung einen Schlüssel zur Lösung des Problems zu finden.

Eine Mammutstudie

Daraus resultierte die *Sieben-Länder-Studie*. Diese rekrutierte 12 763 Männer aus 7 Ländern – Länder, von denen man wusste, dass sie jeweils im oberen, mittleren oder unteren Häufigkeitssegment kardiovaskulärer Krankheiten anzusiedeln waren. 1957 wurde zunächst eine 3-monatige Prüfphase vorgeschaltet, in der in einer kleinen süditalienischen Gemeinde und in 11 kretischen Dörfchen erst das gesamte für diese 7-Länder-Studie notwendige epidemiologische Werkzeug getestet wurde: das Rekrutieren der Probanden (nur Männer zwischen 40 und 59 Jahren, die für eine 10-jährige Nachbeobachtungszeit zu motivieren sein mussten und nur aus genau beschriebenen Gegenden stammen sollten), die Zusammenarbeit internationaler Forscherteams vor Ort, biochemische und elektrokardiografische Apparaturen, das Versenden aller Daten ins statistische Zentrum der University of Minnesota, last but not least die Zusammenarbeit mit den ihre Männer bekochenden Gattinen, die genaueste Diätprotokolle zu führen hatten.

Nachdem vor allem in Kreta eine 95%ige Mitarbeit in der Vorstudie erhalten worden war, wurde das ganze Programm 1958 mit einer auf 6 Jahre begrenzten Rekrutierungsphase begonnen, die Nachbeobachtungszeit belief sich auf zehn Jahre. An dem Projekt nahmen die Niederlande, Finnland, Japan, Griechenland, die USA, das ehemalige Jugoslawien und Italien teil. Frankreich war in dieser Vor-Paradox-Zeit noch nicht interessant genug.

Zehn Jahre Nachbeobachtung

Die Ergebnisse lassen sich in wenigen wesentlichen Aussagen zusammenfassen. Die kardiovaskulären Todesfälle in Kreta lagen mit 1,5% im Beobachtungszeitraum deutlich niedriger als die 4,9%, die bei nordamerikanischen Eisenbahnbeschäftigten festgestellt wurden. Die offensichtlich gesünderen Kreter aßen weniger Fleisch, aber mehr Obst und Gemüse als die Nordamerikaner. Erstaunlich ist, dass auch fast 4-mal mehr Brot in Kreta verzehrt wurde.

Maßvolle Kreter

Die Kreter verzehrten fast 3-mal mehr Fett als die US-Amerikaner, ja sie deckten fast ein Drittel ihres Kalorienverbrauchs mit Fett ab, aber welches Fett: Olivenöl! Wer die Frühstücksgepflogenheiten am Mittelmeer kennt, weiß, dass sogar in aller Frühe schon Öl aufs Brot gestrichen werden kann. Erstaunlich ist, dass die Kreter sich wirklich als maßvolle Trinker im beispielhaften Sinn erwiesen. Während die Holländer nur ein Drittel der Trinkmenge der nordamerikanischen Eisenbahner zugaben und die Kreter diese amerikanische Menge fast verdreifachten, betrug ihr Alkoholkonsum nur ein Drittel dessen, was die übrigen Mittelmeeranrainer an Alkohol verbrauchten.
Bei dieser Zusammensetzung der Nahrung zeigte sich die kretische Bevölkerung nicht nur von beispielhafter Gesundheit, sondern sie konnte darüber hinaus im internationalen Vergleich andere Risikofaktoren in ihrer Durchschlagskraft relativieren. Beim Vergleich mit den finnischen Kohorten fand sich ein KHK-Verhältnis von 1:7 zugunsten Kretas, obwohl Griechen und Finnen in ruhigen Landgemeinden ohne Verkehrs- oder Lärmstress leben. Beide Kohorten sind ähnlich schlank, rauchen auch vergleichbare Mengen, die Finnen arbeiteten mit mehr körperlicher Bewegung, zeigten aber mehr Hoch-

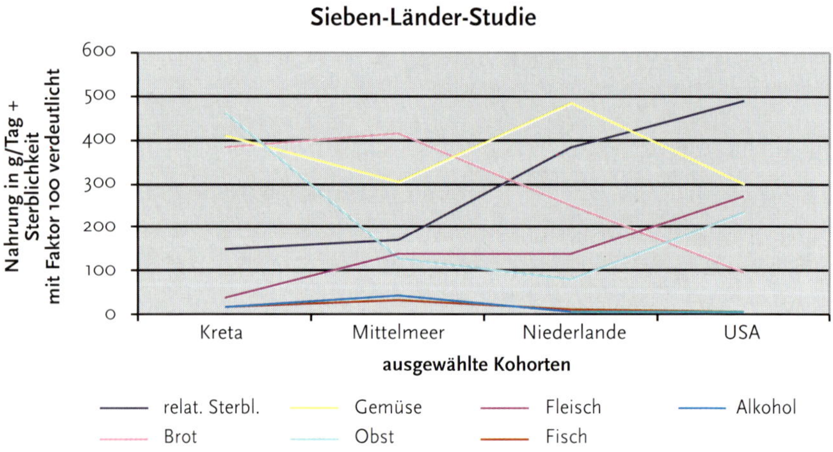

Die verschiedenen Nahrungsmittel scheinen auch innerhalb der westlichen Welt so verschieden konsumiert zu werden, dass auf den ersten Blick die uralte Präferenz der Mittelmeerstaaten für vegetarisches, Olivenöl und Brot gar nicht so eindeutig mit dem Anstieg der Sterblichkeitsrate einhergeht. Am deutlichsten ist noch die unterschiedliche Kurvengestaltung von Brotverzehr und Sterblichkeit – und das bei Weißbrot!

druckkranke, insgesamt also Ergebnisse, die so nicht vorhersagbar waren. Vor allem muss die Rolle des Tabakrauchens als unabhängiger kardiovaskulärer Risikofaktor revidiert werden, denn dieser Faktor scheint in seiner Qualität als Gefäßzerstörer von der Existenz hoher Cholesterinwerte abhängig zu sein. (Bezüglich der Lungenkarzinom-Erkrankungen gilt diese Aussage selbstverständlich nicht!) Auch Bluthochdruck ist nicht ein unabhängiger Risikofaktor im eigentlichen Sinn, denn die Blutdruckwerte der griechischen und amerikanischen Probanden waren vergleichbar hoch.

Rauchen als KHK-Risikofaktor

Die Tatsache, dass es in der Häufigkeit kardiovaskulärer Erkrankungen auch zwischen Kreta und Korfu statistisch signifikante Unterschiede zugunsten von Kreta gab, hat sich nicht eindeutig erklären lassen, obwohl der hohe Olivenölverbrauch einen deutlichen Hinweis gibt. Ein Befund, der sich durch die Vergleiche im damals noch existierenden Jugoslawien zwischen den Bewohnern der dalmatinischen Küste und der slawonischen Ebene nahe der ungarischen Grenze hat bestärken lassen. Der wesentliche Unterschied zwischen beiden Kohorten war die Quelle der fetten Nahrungsanteile: hier Olivenöl und Fisch, da Schweinefleisch. Fast erübrigt es sich, das bessere Abschneiden der dalmatinischen Küstenbewohner hervorzuheben.

Olivenölkonsum

Auch dass die Häufigkeit anderer Todesursachen, inklusive bösartiger Erkrankungen, in Korfu und Kreta weit hinter den Erwartungen zurückblieb, scheint auf die dort sich sammelnden lebensfördernden Einflussfaktoren zurückzuführen zu sein. Man hatte anhand amerikanischer Sterbetafeln die Häufigkeit der einzelnen Todesursachen und die Anzahl der Todesfälle versucht vorauszusagen, die Schätzungen lagen dann um das 3- bis 4fache neben den tatsächlich eingetretenen Ereignissen.

Sterbetafeln sind sonst zuverlässige statistische Werkzeuge, denn die Lebensversicherungsgesellschaften verdienen ihr Geld damit, dass sie die Risiken der bei ihnen Versicherten damit so genau voraussagen können, dass immer noch ein ausreichender Gewinn bleibt. Im Fall der Anwendung nordamerikanischer Sterbetafeln auf die griechische Inselbevölkerung zeigte sich aber, dass solche statistischen Möglichkeiten von vielen Unwägbarkeiten abhängig sind und deswegen nicht überall anwendbar sind.

Andere interessante, und im Zusammenhang mit dieser Vorstellung der Sieben-Länder-Studie lehrreiche Ergebnisse konnten aus den Beobachtungen der japanischen Kohorten abgeleitet werden. Dass die koronare Herzkrankheit in Japan sehr selten ist, war einer der Gründe, warum Japan in diese Studie aufgenommen werden musste. Es

Geschützte Rassen?

gab zwar ursprünglich Ideen, dass alle Angehörigen der mongolischen Rasse genetisch gegen solche Erkrankungen geschützt wären, aber anhand von Migrationsstudien konnte dieser Standpunkt entkräftet werden. Japaner, die nach Hawaii, in der nächsten Generation nach Kalifornien auswanderten, zeigten die gleichen Cholesterinwerte und die damit zusammenhängenden Erkrankungshäufigkeiten wie ihre Nachbarn weißer Rasse.

Zu selten diagnostiziert?

Ein anderes Argument zur Erklärung scheinbarer japanischer KHK-Resistenz wurde in der Tatsache gesehen, dass japanische Ärzte mit dieser Krankheit so wenig Erfahrung hätten, dass sie diese Diagnose zu selten stellen würden – stimmt, sie stellen sie selten, aber nur weil diese Erkrankungsformen, wie durch Sektionsreihen längstens überprüft, wirklich seltener vorkommen. Übrigens ein Argument, dass bei der Diskussion des französischen Paradoxes gegenüber den französischen Ärzten wiederbelebt wurde.

Zusammensetzung der Nahrung

Wieder war es die Zusammensetzung der täglichen Nahrung, die den Unterschied machte: Reis, Sojabohnen, Gemüse und Fisch, selten Fleisch und fast keine Molkereiprodukte. Aus der Reihe der verschiedenen Ergebnisse soll noch eines vorgestellt werden: In Japan gibt es mit die wenigsten Hochdruckpatienten, und die Probanden mit normalem Blutdruck zeigen nur ein Fünftel der Häufigkeit an koronaren Erkrankungen, wie sie in Finnland bei normalem Blutdruck angetroffen werden; dass dabei drei Viertel der Japaner Raucher sind, verändert das Ergebnis genauso wenig zu Ungunsten der japanischen Raucher, wie die hohe Raucherquote das gute Resultat für die Griechen hat verderben können.

! Auch hier bleibt die Erkenntnis, dass bezüglich kardiovaskulärer Krankheiten – und wir reden jetzt nur von diesen – Rauchen als Risikofaktor erst nach zu fettreichem Essen anzusiedeln ist. Was Krebserkrankungen angeht, bleibt Rauchen weiterhin Killer Nr. 1.

Diese Sieben-Länder-Studie begründete, zusammen mit der am Anfang vorgestellten Framingham-Studie und den Arbeiten zum französischen Paradox, einen ganz neuen ernährungsmedizinischen Ansatz, mit kardiovaskulären Risikofaktoren umzugehen.

! Eigentlich aber ist nichts Neues gefunden worden, sagte *Hippokrates* doch: »Deine Nahrung sei deine wichtigste Medizin.« Das schon seit langer Zeit Bekannte wurde wieder entdeckt: der hohe Nutzen, den frisches Gemüse, Obst, Fisch, Olivenöl, Wein und Brot mit sich bringen, insgesamt fettarme und kohlehydratreiche Kost, auch mageres Fleisch, wozu auch Schweinefleisch zählt. Die

Faustformel für den Umgang mit Fleisch lautet: Fleisch ist die Beilage, Gemüse und Salate sind der Hauptteil der Mahlzeit!

Übrigens ist die Lebenserwartung maßvoller Fleischesser, entgegen ständig wiederholter Vorurteile, nicht kürzer als die von Vegetariern.

Folsäure

Nach allem, was in den vorherigen Kapiteln zum Wein gesagt worden ist, können wir davon ausgehen, dass der Nutzen von frischem Obst und Gemüse in deren Gehalt an sekundären Pflanzenstoffen und Vitaminen zu suchen ist.

Die Vitaminwirkungen sind in der Erörterung zum Radikalenproblem bereits vorgestellt worden. Sie finden ihre Ergänzung in weiteren Faktoren, der Wirkung von Folsäure beispielsweise. Diese liegt als Folatsalz in den genannten Nahrungsmitteln pflanzlicher Herkunft vor. Folat ist der naturgegebene Gegenspieler zur Hyperhomocysteinämie. Dieser Ausdruck bedeutet, dass sich im Blut des entsprechenden Patienten eine zu große Menge an Homocystein finden lässt. Diese Hyperhomocysteinämie ist ein eigenständiger, genetisch determinierter (also angeborener) Risikofaktor, der durch verschiedene Defekte des Methioninabbaus auffällt.

Hyperhomocysteinämie

Methionin

Methionin ist einer der vielen durch die Nahrung aufgenommenen Bausteine des Lebens; es gehört in die Gruppe der Aminosäuren. Dieser Baustein wird im Organismus gemäß seinen Notwendigkeiten verändert und umgebaut. Die dabei entstehende Zwischensubstanz Homocystein sollte zwar schleunigst weiter verarbeitet werden, es kann aber bei Schwierigkeiten in der Zulieferung weiterer »Werkzeuge« zu einem gefährlichen Stau im Stoffwechsel kommen. Die notwendigen Werkzeuge sind Vitamine der B-Gruppe, hier Vitamin B_6, B_{12} und die Folsäure. Sollte deren Nachschub stocken, kann Homocystein ab einem gewissen Wirkspiegel in vielfältiger Weise schaden.

B-Vitamine

Homocystein soll die Oxidation von Cholesterin fördern, darüber hinaus soll es dann noch dessen Aggregationsfähigkeit steigern. Es scheint auch die Bindung von Lp (a) an einen weiteren Blutgerinnungsstoff, das Fibrin, zu verstärken. Es wurden zudem Hinweise darauf gefunden, dass Homocystein die Bildung von Wasserstoffperoxid begünstigt. Insgesamt also Wirkungen, die wir so in unserem Gefäßsystem überhaupt nicht brauchen können. Dabei ist Homocystein umso gefährlicher, je höher der parallel laufende Cholesterinspiegel ist: gefährlich für das Herz, aber auch für die Hirndurchblutung. Die

American Association for the Advancement of Science hat auf ihrer Jahrestagung 2000 darauf hingewiesen, dass auch Querverbindungen zur Alzheimer-Krankheit vorliegen, und die in den USA 1998 gestartete Anreicherung des Mehls mit Folsäure begrüßt.

Querverbindungen zum Morbus Alzheimer

In der Fachzeitschrift *STROKE*, spezialisiert auf internationale Schlaganfallforschung, wurde eine Arbeit veröffentlicht, bei der 167 Frauen nach erstmaligem Schlaganfall, verglichen mit 328 gesunden Frauen, unter anderem auf die schädliche Einwirkung von Homocystein untersucht wurden. Dabei ließ es sich zeigen, dass, unabhängig von allen anderen Risikofaktoren, bereits eine leichte Hyperhomocysteinämie dasselbe Gefäßrisiko birgt wie der tägliche Verbrauch einer Schachtel Zigaretten.

Enttäuschende Vitamin-Interventionsstudien

Trotz dieser schlüssigen Ergebnisse liegen noch keine Interventionsstudien vor, Studien also, in denen durch die Gabe von Vitamin-B-Komplexen nicht nur eine Verbesserung der Homocysteinspiegel bewiesen werden konnte, sondern parallel dazu auch eine bessere Überlebensstatistik geeigneter Kohorten. Da, wie später noch zu schildern sein wird, bisher die Mehrzahl der großen Vitamin-Interventionsstudien enttäuscht hat, bleibt nur der Rat, der schon bei der Diskussion der Resveratrol-Wirkung formuliert wurde:

! Man sollte alles so zu sich nehmen, wie es in der Natur vorliegt! Obwohl oft Kleinigkeiten, die innerhalb unseres Anspruchs auf Naturbelassenheit anrüchig scheinen, ebenfalls günstige Ergebnisse zeitigen können.

»Chaptalisieren«

Französische Winzer haben mit dem Ausdruck »Chaptalisieren« einem ihrer Minister aus Dankbarkeit ein würdiges Denkmal errichtet, bedeutet dies doch, den Wein schlechter Ernten mit Zucker verbessern zu dürfen, ein Verfahren, das 1801 von Minister *J. A. Chaptal* offiziell zur Verbesserung das Mosts zuckerarmer Jahrgänge genehmigt wurde. Diese etwas verdächtige Manipulation wird jedoch, da sie vor der Gärung eingesetzt wird, nicht durch Kopfschmerzen auffällig. Im Gegenteil: Aus der verwendeten Rübenzuckermelasse entsteht außer Alkohol zusätzlich Betain (lateinisch *beta*: die Rübe), eine organisch-chemische Verbindung, die schon früh als cholesterinsenkendes Prinzip beschrieben worden ist. Darüber hinaus aber wirkt es homocysteinsenkend! Das bedeutet, dass auch billiger Wein nützlich sein kann.

Betain

Olivenöl

Weiter mit dem Bannerträger kretischer Küche und kretischer Gesundheit: Olivenöl! Während wir in Deutschland jährlich mit durchschnittlich 0,2 l Olivenöl vorliebnehmen müssen, liegt der Verbrauch in ganz Griechenland bei 20 l Olivenöl pro Kopf der Bevölkerung. Wie man sich die Wirkung von Olivenöl vorstellen kann, ist nicht ganz einfach zu erklären, jedenfalls nicht so einfach wie der Glaube, ein Schluck Olivenöl am Morgen im Munde zirkulieren zu lassen, könne Giftstoffe aus dem Körper entfernen.

Fetthaushalt

Zur Erklärung der Olivenölwirkung reicht dessen hoher Vitamin-E-Gehalt nicht aus. Es geht wieder zu dem schon der cholesterinsenkenden Weinwirkung wegen diskutierten Fetthaushalt. Zusammen mit Cholesterinmolekülen transportieren die oben bereits vorgestellten Lipoproteine die so genannten Neutralfette. Deren Rolle im Fetthaushalt ist nun zu beleuchten, um so die wesentlichsten Denkanstöße zu verstehen, die aus der Analyse der Sieben-Länder-Studie hervorgegangen sind.

Neutralfette

Die Neutralfette oder Triglyceride werden sowohl als Energiespeicher abgelagert wie auch als Lieferant von Zellbausteinen verwendet. Triglyceride bestehen aus jeweils 3 Fettsäure-Molekülen, die mit einem Molekül Glycerin verestert sind, wie eine Gabel mit nur drei Zinken, wobei an jeder Zinke eine längliche Fettsäure hängt. Diese Fettsäuren werden in gesättigte und ungesättigte unterteilt, d. h. gesättigte Fettsäuren haben keine Doppelbindung – eine Molekülstruktur, die bei Zimmertemperatur zu stabilen und festen Fetten führt (Beispiel: Palmitinsäure im Palmfett).

Gesättigte und ungesättigte Fettsäuren

Ungesättigte Fettsäuren weisen eine oder mehrere spezielle Doppelbindungen auf (die cis-Doppelbindungen), die das längliche Fettsäuremolekül zum Knicken bringen und dabei eine größere Beweglichkeit des Moleküls zur Folge haben. Ungesättigte Fettsäuren führen zu öligen Flüssigkeiten: etwa die Ölsäure, die im Olivenöl zu finden ist. Diese ungesättigten Fettsäuren sind als Elastizitätsfaktor der Zellwände nicht zu unterschätzen; das *Fluid-Mosaik-Modell* der Membranen geht davon aus, dass Zellwände keine brettharten Karosserien darstellen, sondern wie in sich bewegliche Perlschnurvorhänge aufgebaut sind. Dies gibt der Zellwand die Möglichkeit an jeder beliebigen Stelle ihrer Oberfläche notwendige Materialien aus- und einzuschleusen.

cis-Doppelbindungen

Die cis-Doppelbindung, die dies ermöglicht, wird jedoch bei verschiedenen industriellen Behandlungen von Pflanzenölen zu einer trans-Doppelbindung, die keine Beweglichkeit des Moleküls mehr zulässt. Diese trans-Fettsäuren sind vor allem in ungeeigneten Margarinesorten, in denen Öle pflanzlichen Ursprungs streichfähig fest werden sollten, zu finden gewesen; in fertigen Salatsaucen sind sie oft weiterhin zu finden. Für unsere tägliche Nahrung gilt damit:

Ungeeignete Margarinesorten

! Je härter das Nahrungsfett, desto härter unsere Gefäße! *(Prof. K. Rett)*

Einfach ungesättigte Fettsäuren kann der Körper selbst bilden, dafür steht ihm ein spezielles Enzym zur Verfügung, die δ-9-Desaturase, die bei gesättigten Fettsäuren eine Doppelbindung erzwingt. Interessanterweise ist dieses wichtige Enzym durch Fasten zu blockieren – »Heilfasten« ist vielleicht doch nicht der Weg allen Heils. Olivenöl aber versorgt uns nicht nur mit Ölsäure, die wir ja selbst herstellen könnten, sondern auch mit mehrfach ungesättigten Fettsäuren – Fettsäuren, die mehrere Doppelbindungen aufweisen. Alle mehrfach ungesättigten Fettsäuren herzustellen ist dem Körper nicht mehr möglich, sie werden deswegen essentielle (wesentliche) mehrfach ungesättigte Fettsäuren genannt.

Delta-9-Desaturase

»Heilfasten«

Als Beispiel für eine Fettsäure mit zwei Doppelbindungen ist die Linolsäure zu nennen, drei Doppelbildungen finden sich in der Linolensäure, hinzu kommen ungesättigte Fettsäuren, die mehr als drei Doppelbindungen tragen. Linol- und Linolensäure finden sich vor allem in Blattgemüse, wobei unsere geografische Breite benachteiligt ist. Beispielsweise gedeiht die Gemüsepflanze Portulak als reichste Linolensäurequelle der Natur nicht in unseren Gärten, sie liebt wohl mehr die kretische Wärme. Dort wird sie mit Olivenöl zu Salat verarbeitet. Ein Salat, der außer diesem enormen Reichtum an Linolen- und ω-3-Säuren (Omega-3-Säuren) noch den Vorteil hat, kalorienarm zu sein, denn 100 g Portulak liefern 15 kcal, im Vergleich: 100 g Tomaten 20 kcal.

Linol- und Linolensäure

Mehrfach ungesättigte Fettsäuren werden nach der Platzierung der ersten Doppelbindung in die ω-Klassifizierung 3 oder 6 eingereiht. Die Hauptquelle der ω-3-Fettsäuren ist das Fleisch der Seefische. Unbedingt zu merken sind die Namen Eicosapentaensäure und Docosahexaensäure, erstere mit 20 Kohlenstoffatomen (griechisch: eikosi = zwanzig) und fünf Doppelbindungen (griechisch: penta = fünf) ab Stellung ω-3, letztere mit 22 Kohlenstoffatomen (griechisch: dokosi = zweiundzwanzig) und sechs Doppelbindungen (griechisch: hexa = sechs) ebenfalls ab Position ω-3. Sie sind deswegen so wichtig, weil

Eicosapentaen- und Docosahexaensäure

anhand ihrer Funktionen erneut bewiesen werden kann, wie bedeutsam eine vielfältige, frische Mischkost ist.

Immunonutrition, spezielle Kost für das Immunsystem

Obwohl der Mensch in der Lage ist, diese beiden mehrfach ungesättigten Fettsäuren aus Linolsäure bzw. Linolensäure zu bilden, ist eine zusätzliche Zufuhr mit der Nahrung von Vorteil. Docosapentaensäure beispielsweise ist eine wesentliche Komponente der Lipide, die die Struktur des Gehirns bestimmen. Bei einem Mangel im heranwachsenden Organismus kann im Tierexperiment die Hirnleistung sich nur reduziert entwickeln, ein Forschungsergebnis, das zur Warnung vor zu strenger vegetarischer oder gar veganischer Lebensweise im Kindesalter führen muss.

Vegetarische/ veganische Lebensweise

Aus der Eicosapentaensäure ebenso wie aus der Docosahexaensäure werden im Stoffwechsel hormonähnliche Substanzen gebildet, die so genannten Eicosanoide. Wenn der Organismus die Grundbausteine Eicosapentaen- und Docosahexaensäure nicht zur Verfügung hat, werden eigene Produktionslinien aktiviert. Aus Linolsäure, die dann aber zur Verfügung stehen muss, entsteht Arachidonsäure (20 Kohlenstoffatome, nur 4 Doppelbindungen ab Position ω-6). Zur Herstellung der Eicosanoide treffen sich beide Baulinien, das sind also die ω-3- und die ω-6-Fettsäuren, als Konkurrenten um das wichtigste Produktionsenzym für Eicosanoide, eine weitere Desaturase. Da die Grundsubstanzen verschiedener Natur sind, sind in der Folge auch die daraus entstehenden Endprodukte etwas verschieden, so dass sich die Zusammensetzung der Nahrung aus der Konzentration leicht differierender Eicosanoide im Blut ablesen lässt.

Arachidonsäure

Eicosanoide bilden Botenstoffe, die zwischen verschiedenen Organen Informationen und Befehle weitergeben, sei es dass Abwehrmaßnahmen gegen Krankheitserreger eingeleitet werden müssen oder spezielle Zellarten an besonderen Stellen benötigt werden. Auch in der Gerinnungskaskade des Körpers und im Verhalten gefäßverengender Gewebshormone werden sie eingesetzt. Die drei wesentlichen Eicosanoid-Klassen sind die Leukotriene, Prostaglandine und Prostazykline.

Botenstoffe

Leukotriene, Prostaglandine, Prostazykline

Die aus der Arachidon-Baureihe kommenden Eicosanoide verstärken die Gerinnungsfähigkeit des Blutes, die Verengung betroffener Gefäße und allgemeine Entzündungsreaktionen. Aus Fischmahlzeiten stammende Eicosanoide haben sich bei epidemiologisch-ethnologischen Studien in Eskimo-Kohorten als insgesamt weniger massiv wirkend, weniger überschießend und insgesamt eher bedarfsgerecht agierend dargestellt.

P/S-Quotient

Nachdem die Bedeutung ungesättigter Fettsäuren für den Organismus festgestellt worden war, wurde das Verhältnis der ungesättigten zu den gesättigten Fettsäuren als Maß für die Qualität der Nahrung eingeführt, der P/S-Quotient (P für *polyunsaturated* = mehrfach ungesättigt und S für *saturated* = gesättigt). Je höher er ausfällt, desto größer ist der Anteil mehrfach ungesättigter Fettsäuren, desto flüssiger ist das Fett (und die daraus gebildeten Zellmembranen), desto eher entstammt es pflanzlichen Quellen, mit Ausnahme der erwünschten Fettsäuren aus Fettfischen (vor allem Hering, Makrele und Lachs). Fett aus Geflügel spielt eine besondere Rolle und wird später noch genauer vorgestellt werden. Da aber das beste Mischungsverhältnis der ω-Fettsäuren untereinander, also der P-Fraktion in der P/S-Gleichung, noch nicht festgelegt ist, ist die so erstrebte Qualitätsangabe vielleicht bald wieder Geschichte.

Was weiter vorn schon über das Vitamin C der Äpfel gesagt wurde, gilt auch für die hochungesättigten Fettsäuren: Sie oxidieren außerordentlich schnell. Als Oxidationsschutz wird von Seiten des Fischorganismus so gut wie überhaupt kein Vitamin E zur Verfügung gestellt. Industrielle Produkte müssen also »nachgerüstet« werden.

Lebertran

Dieser Exkurs über den Nutzen, häufiger Seefisch zu essen, hat uns zunächst weit vom Olivenöl weggeführt, er wäre aber unvollständig, wenn wir nicht noch die Lebertran-Zufütterung der Nachkriegszeit erwähnen würden. Widerliches Zeug, löffelweise einzunehmen; meine Mutter gab es mir immer beim Zubettgehen aus einer Flasche mit einem grünen Etikett, darauf das Bild eines Dorsches.

! Lebertran ist mit Fischöl nicht zu vergleichen!

Lebertran stammt aus der Fischleber und ist reich an Vitamin D, Fischöl wird aus Filet gemacht und beinhaltet kein Vitamin D, sondern nur ω-3-Fettsäuren. Nachteilig ist, dass die Fischleber am äußersten Ende der Nahrungskette mittlerweile zum Konzentrationszentrum aller Umweltgifte zwischen Dioxinen und Schwermetallen geworden ist.

Olivenöl und Blutdruck

Die mehrfach ungesättigten Fettsäuren üben zusätzlich einen solitär Cholesterin senkenden Effekt aus, der laut *Prof. Renaud* zweimal so stark ist wie der der gesättigten Fettsäuren bei der Steigerung des Cholesterinspiegels. Zur erwünschten Wirkung der ω-3-Fettsäuren und ω-6-Fettsäuren passt, dass diese ebenfalls Bestandteile des Olivenöls sind, ebenso wie die Squalene, Moleküle, die Cholesterinvorläufer darstellen und antientzündlich wirken.

Squalene

! Blutdrucksenkungen konnten nach Olivenölgenuss ebenfalls festgestellt werden, als Verursacher werden auch hier die Polyphenole – die sekundären Pflanzenstoffe also – vermutet.

An der Universität Neapel wurde folgendes Experiment durchgeführt: In zwei Gruppen erhielten Probanden mit leichtem bis mittlerem Bluthochdruck für sechs Monate nur Olivenöl, die andere nur Sonnenblumenöl, beide aber sollten den Fettgehalt ihrer Nahrung deutlich, d. h. um fast 10% senken. Nach sechs Monaten wurde die Ölversorgung der zwei Gruppen getauscht. Als überraschendes Ergebnis fand sich eine signifikante Blutdrucksenkung in der Olivenölzeit. Eine Gruppe von Patienten konnte innerhalb der olivenölhaltigen Ernährungsphase ganz auf die blutdrucksenkenden Medikamente verzichten.

Olivenöl versus Sonnenblumenöl

Eine Ergänzung für den Hobbykoch: Da es rund 90 verschiedene Olivensorten gibt (genauso wie es mehrere Apfel- oder Traubensorten gibt), mit einer Geschmacksskala zwischen bitter und süß, und parallel zur Reaktion der Weintrauben Wettereinflüsse und Bodenbeschaffenheit den Ölgeschmack variieren könnten, wird dazu geraten, Olivenöl vor dem Kauf zu verkosten. Auch bei Ölen gibt es Verschnitte verschiedener Herkunftsquellen und Produkte aus Einzelernten. Gesundheitsfördernd ist nicht nur Olivenöl Extra Vergine, einfaches Olivenöl tut es auch.

Brot

Brot ist innerhalb der Mittelmeerkost reichlich vertreten. Über Brot und seine Bestandteile jedoch gibt es, passend zu seiner unspektakulären Rolle, lediglich als Beilage oder Unterlage zu dienen, nicht viele Forschungen. Und wenn, dann wird, dem Zeitgeist folgend, nicht über Weißbrot, die am Mittelmeer typischste Art des Brotes, geschrieben, sondern über Vollkorn- oder Roggenartikel. Roggenbrot kann bei Männern, über vier Wochen gegessen, Cholesterin um 8% senken – warum dies bei den untersuchten Frauen nicht gelungen ist, konnte nicht geklärt werden. Es ist damit aber auch nicht geklärt, ob diese 8% Serumcholesterinreduktion gesundheitlich überhaupt relevant sind, da nach *Prof. Renaud* der Vorteil der mittelmeertypischen Kost weniger im Cholesterinhaushalt zu suchen ist, sondern mehr in der Zusammensetzung der Fettsäuren des Blutes. Dazu kann Weißbrot passen, denn es wird in den Mittelmeerländern mit Öl oder trocken zu der anderen Nahrung genossen, nicht mit Butter und Wurst belegt – das könnte schon ein Unterschied sein. Ein anderer Vorteil ist nur marginal: Roggenbrot beinhaltet etwa 20% weniger an mehrfach ungesättigten Fettsäuren als Weißbrot.

Belegte Brote

In Norditalien wurde zu dieser Frage eine Fall-Kontroll-Studie durchgeführt.

> Bei einer solchen Studie werden Patienten mit einer Krankheit mit einer gleichen Anzahl gesunder Personen im Nachhinein, unter anderem durch Nahrungsprotokolle, überprüft, um Unterschiede zwischen Erkrankten und Gesunden erarbeiten zu können.

Bei der Befragung von 3336 Patienten mit nachgewiesener Krebserkrankung des Magen-Darm-Traktes und der Schilddrüse, die mit 3526 gesunden Probanden in der Zeit zwischen 1983 und 1993 in den Hospitälern von Mailand und Pordenone untersucht bzw. behandelt wurden, fand sich eine positive Korrelation (je mehr von einem Messwert, desto mehr auch von dem zweiten Messwert) zwischen Krebswahrscheinlichkeit und der verzehrten Menge von Weißbrot und Pasta.

Glykämischer Index

Untersucher aus Izmir, Vertreter einer Kultur, die einen der Mittelmeerkost ähnlichen Speiseplan favorisiert, berichten über einen erhöhten glykämischen Index bei Weißbrot und anderen Weizenbrotsorten, auch Nudeln hätten einen höheren glykämischen Index als beispielsweise Reis oder Kartoffeln. Dieser Index schätzt den Blutzuckerverlauf nach Verzehr eines kohlehydrathaltigen Nahrungsmittels ab, wobei ein niedriger Index weniger Blutzucker und in der Folge auch weniger Insulinbedarf bedeutet. Traubenzucker steht in dieser Einteilung zusammen mit Honig ganz oben – Index 100 –, gefolgt von Weißbrot und Bananen – Index 69 –; im Gegensatz dazu weist Blattsalat nur einen Index von 0 auf. Der schneller ansteigende Blutzucker nach Genuss solcher Speisen provoziert einen überschießenden Insulinspiegel – und wieder sind wir bei den anlässlich des metabolischen Syndroms besprochenen unerwünschten Insulinwirkungen.

Epidemiologische Untersuchungen werden aber erst dann aus dem Verdacht reiner statistischer Koppelungen herausgenommen (als Beispiel kann der Kalauer dienen, dass die zunehmende Seltenheit der Störche in Deutschland parallel zur fallenden Geburtenrate gesehen werden muss, was als Beweis für die Existenz der Klapperstorchfunktion dieser Zugvögel statistisch gesehen ausreiche), wenn durch Interventionsstudien ihre Aussage bestätigt werden kann (in unserem Beispiel müsste die Wiederansiedelung von Störchen zu mehr Geburten führen – man sieht, Forschungsvorhaben gibt es reichlich).

Knoblauch und Zwiebel

Mehr als 2000 Jahre vor Christus wurde in Kreta eine Kultur begründet, deren Wurzeln verschwunden scheinen, aber es gibt keinen Grund anzunehmen, dass sich die Gepflogenheiten bei der Nahrungsauswahl und die klimatisch vorgegebenen Möglichkeiten, Nahrungsmittel zu gewinnen oder anzubauen, geändert haben könnten. Sicher ist die Tomatenpflanze neu hinzugekommen, vielleicht auch die Zitrusbäume, aber Wein, Oliven, Gemüse, Getreide, Käse und Fisch waren schon immer zu finden. Spezielle Kulturpflanzen in diesem Rahmen sind die Liliaceae, ein außergewöhnlich angenehm anmutender Name. Dahinter verstecken sich Knoblauch, Schnittlauch und Zwiebel.

Liliaceae

Diesen Pflanzen wurde schon im Altertum eine umfassende Wirksamkeit zugetraut. So war wegen der vermuteten aphrodisierenden Wirkung (dieses Wort stammt von der griechischen Liebesgöttin Aphrodite und bedeutet: die Geschlechtslust anregend) der Verzehr von Knoblauch den Priestern im alten Ägypten verboten. Zwiebeln und Knoblauch beinhalten Schwefelverbindungen, die einerseits den typischen Geruch verursachen, andererseits aber die antibiotische Wirkung dieser Pflanzen begründen.

Aphrodisierende Wirkung

Allicin, Alliin und Allylpropyl sind die bekanntesten dieser organischen Schwefelverbindungen. Wie bei den Wein-Inhaltsstoffen schon erwähnt, ist auch hier das Hauptwirkungsprinzip dieser Verbindungen die Verteidigung der Pflanze selbst gegen Mikroben, auch gegen Pilze. Zwiebeln enthalten im Vergleich zum Knoblauch mehr Wasser, sodass sämtliche Inhaltsstoffe – und dazu gehören wasserlösliche

Allicin, Alliin, Allylpropyl

Vitamine, aber auch Vitamin A als Vertreter der fettlöslichen – sich länger ohne zerstörende Oxidation halten. Anderen Substanzen wird auch eine Verlängerung der Blutgerinnungszeit zugerechnet, womit vor allem Knoblauch sich mit dem Wein in eine Reihe ordnen ließe.

! So gesund diese Pflanzen sein mögen, es darf nicht übersehen werden, dass – da Säuglinge die sekundären Pflanzenstoffe der *Liliaceae* schlecht vertragen – stillende Mütter sich von ihrem Verzehr fern halten müssen.

Den Polyphenolen des Weins entsprechend wird auch bei diesen Verbindungen angenommen, dass sie gegen Krebserkrankungen verschiedener Organe schützen könnten. In der Jiangsu-Provinz Chinas wurde ebenfalls eine Fall-Kontroll-Studie durchgeführt.

Hier waren es mehr als 200 Patienten mit einer Krebserkrankung der Speiseröhre oder des Magens, die mit der gleichen Zahl gesunder Einwohner der gleichen Provinz verglichen wurden. Der Ergebnis zeigte eine 50%ige Risikominderung durch den regelmäßigen Verzehr von Lauchgewächsen. Diese Wirkung kann über die Allicin-vermittelte Apoptose verstanden werden.

Apoptose

Apoptose ist der programmierte Zelltod, wenn die betreffende Zelle extrem geschädigt wurde – Krebszellen betrachten sich nicht als geschädigt und lösen diesen die Gemeinschaft der anderen Zellen schützenden Selbstzerstörungsmechanismus nicht aus. Allicin kann jedoch diesen Schalter betätigen und damit dem grenzenlosen Wachstum der Krebszellen Einhalt gebieten.

Im Bereich des Cholesterinstoffwechsels scheinen Knoblauchproteine insofern positiv zu wirken, als sie den Cholesterinabbau zu Gallensäuren beschleunigen. Antioxidative Wirkungen wurden ebenfalls nachgewiesen.

Seefische

Immer wieder werden in diesem Ratgeber Fragen des Fetthaushalts angeschnitten. Wir müssen noch einmal zurück zu den fetten Seefischen. Ihr ω-3-Beitrag zum inneren Milieu des Menschen lässt sich eindrucksvoll beweisen und an einzelnen Krankheitsbildern würdigen.

Senile Makuladegeneration

In den Bereich der Alterskrankheiten gehört die senile Makuladegeneration. Bei dieser altersbedingten Veränderung verliert der zentrale Punkt der Netzhaut des Auges seine Fähigkeit optische Signale zu verarbeiten: Der betroffene Mensch wird zwar weiter hell und dunkel unterscheiden können, aber er kann weder lesen noch Gesichter identifizieren, er ist praktisch blind. An 3654 derartigen Patienten (älter als 49 Jahre) konnte nun festgestellt werden, dass sich bereits ab einer Fischmahlzeit pro Woche deren Schutzfunktion gegen die senile Makuladegeneration nachweisen lässt.

Die Lyon-Diet-Heart-Studie

In der *Lyon-Diet-Heart-Study* waren 204 Infarktpatienten zu einer nach kretischem Muster veränderten Kost motiviert worden. Als Ziel war die Verbesserung der Sekundärprophylaxe angepeilt worden.

Sekundärprophylaxe ist im Gegensatz zur Primärprophylaxe, bei der jedes verderbliche Ereignis abgewendet werden soll, die Strategie, mit der nach einer ernsthaften Erkrankung, hier also Herz- oder Hirninfarkt, eine erneute, gleiche oder ähnliche Wiedererkrankung verhindert werden soll.

Die Reduktion des plötzlichen Herztodes bei Patienten, die bereits alle an einer Gefäßerkrankung litten – deswegen Sekundärprophylaxe –, nur durch Veränderung der Zusammensetzung der täglichen Mahlzeiten war beeindruckend. Die wesentlichste Aussage dieser Studie aber besteht darin, unabhängig von der Verbesserung üblicher Risikofaktoren (Cholesterin, Blutdruck und Entzündungszeichen) über die Mittelmeerkost noch weitere Möglichkeiten zur Hand zu haben, ein gesünderes, vor allem aber ein längeres Leben zu erreichen.

Primärer und sekundärer Endpunkt

Bei der Verfolgung der Lebensläufe über 4 Jahre konnte die Häufigkeit des primären Endpunktes (Tod oder erneuter Infarkt) auf 20% zurückgedrängt werden. Die Kontrollgruppe, die nur einer allgemeinen diätetischen Beratung zugeführt worden war – die übliche Herztherapie nach Infarkt blieb in beiden Kohorten unverändert – , war in 80% der Fälle Opfer solcher Ereignisse. Die so genannten sekundären Endpunkte (Angina pectoris, Herzschwäche, Schlaganfall) traten in 15% respektive 30% der Fälle ein.

Der Geschmack dieser Nahrung muss nicht schlecht sein, denn die Gruppe der Diätpatienten hält sie nun schon 4 Jahre lang durch. Im Vergleich der verschiedenen Zusammensetzungen zeigt sich zunächst sowohl eine Minderung des Gehalts an gesättigten wie auch an ungesättigten Fettsäuren. Bei genauerer Kontrolle der Zusammensetzung der ungesättigten Fettsäuren sind die ω-9- (Ölsäure) und ω-3-Fettsäuren (Linolen-, Eicosapentaen- und Docosapentaensäure) relativ vermehrt, die ω-6-Fettsäuren (Linolsäure) reduziert.

! Es besteht also ein Mehr an Oliven- oder Rapsöl, auch an Fischen, und demgegenüber eine Reduktion an Maiskeimöl oder Sojaöl. Das noch nicht sicher festzulegende Verhältnis der ω-6- zu den ω-3-Säuren scheint sich bei 5 : 1 einzuspielen.

Wissenschaftliche Führungskämpfe verebben nie. *Ducimetière* (»der vom Friedhof«) hat sich diesbezüglich auch wieder zu Wort gemeldet: Diese Ergebnisse warteten, bitte schön, aber noch auf Bestätigung. Übrigens waren beide Herren, *Renaud* und *Ducimetière*, Mitarbeiter der gleichen französischen Forschungseinrichtung *INSERM (Institut Nationale pour la Santé et la Recherche Médicale)*.

INSERM

! Auch die Häufigkeit von gefährlichen Herzrhythmusstörungen hat sich reduzieren lassen.

Der Herzrhythmus bestimmt die Ökonomie des Herzschlags, indem einem regelmäßigen Zeittakt folgend das Herz sich füllen und wieder entleeren kann. Die Pumpsignale im Herzen werden elektrisch weitergegeben. Bei Herzschädigungen, etwa bei oder nach Infarkt, verlieren diese Reizleitungen buchstäblich ihre Isolierung und die elektrischen Signale können einerseits außerhalb des Zeittaktes einfallen oder auch Gewebe außerhalb der üblichen Reizleitungswege elektrisch aktivieren. Je chaotischer die daraus folgenden elektrischen Signale im Herzen ablaufen, desto mehr wird die Pumpfunktion geschädigt. Es ist der Super-GAU im Herzen, wenn schlagartig alle Herzmuskelfasern pumpen wollen; dann wird jede Pumpleistung unmöglich: Das bedeutet den Tod des Individuums!

Tofu

Bezüglich der Lebenserwartung schnitten innerhalb der Sieben-Länder-Studie nicht nur die Kreter, sondern auch die Japaner hervorragend ab. Landwirtschaftlich fundierte Frischkost, wenig gesättigte Fettsäuren und Seefische als Schlüssel zu diesem Ergebnis sind bereits besprochen worden. Aber wie steht es mit dem japanischen Beitrag zur vegetarischen Weltküche – Tofu?

Immer stehen am Anfang neuer Forschungen Experten verschiedener Lager einander mit diametral entgegengesetzten Meinungen gegenüber. Über die möglicherweise dahinter verborgenen wirtschaftlichen Interessen habe ich mir anlässlich der Erwähnung, wie sehr die Weißweinforschung vernachlässigt worden ist, eine ironische Frage erlaubt. Ich kann bei den Tofu-Experten diesbezüglich keine Unregelmäßigkeiten erkennen, trotzdem finden sich widersprüchliche Meldungen in der medizinischen und in der Laienpresse.

Der amerikanische Ernährungswissenschaftler *Dr. Mark Messina* lobt den hohen Gehalt an Flavonen (Genistein und Daidzein) in der Sojabohne, dem Ausgangsprodukt der Tofu-Herstellung. Daraus seien die krebshemmenden Wirkungen abzuleiten, die sich auf Brustkrebs und Prostatakarzinom bezögen; außerdem würden LDL-Cholesterin gesenkt, HDL erhöht und Oxidationsvorgänge gehemmt. Dem aber widerspricht die amerikanische Ernährungsgesellschaft *(American College of Nutrition)*: Forschungsinterviews, die seit 1965 durchgeführt worden sind, haben bei noch mehr als 3700 lebenden Probanden japanischer Herkunft 1993 eine deutliche Beeinträchtigung von Hirngröße und Hirnleistung gezeigt. Bei 290 Menschen war das Hirngewicht nach Autopsie bestimmt worden, auch dieses war im Vergleich vermindert. Das Risiko einer solchen Gehirnveränderung war bei Tofu-Essern ab zwei Tofu-Mahlzeiten pro Woche fassbar.

Genistein, Daidzein

Hirngröße und -leistung beeinträchtigt

! Als Mittelweg wurde vorgeschlagen, so nah wie möglich am Ausgangsprodukt Sojabohne zu bleiben und alle küchentechnischen und pharmakologischen Tricks zu meiden. So sind Sojasauce und Sojaöl beispielsweise durch alle auf sie einwirkenden Veränderungen während der Zubereitung zu guter Letzt fast flavonfrei gemacht worden. Daraus lässt sich schließen, dass normal gekochte Sojabohnen wohl ihren Dienst erfüllen. Wie immer scheint die »Verpackung« der Wirkstoffe der Natur durch die Natur der richtige Versorgungsweg auch für den menschlichen Organismus zu sein.

Käse

Das anlässlich der Sieben-Länder-Studie herausgerechnete Nord-Süd-Gefälle der allgemeinen Sterblichkeit, aber auch der Sterblichkeit an kardiovaskulären Erkrankungen lässt sich im Kleinen auch innerhalb von Frankreich als Nord-Süd-Gefälle finden. Die Sterblichkeit an al-

Nord-Süd-Gefälle

len Ursachen, außer Gewalteinwirkungen, ist am höchsten in der Bretagne und den Departements nahe des Ärmelkanals, weniger in der Normandie, im Elsaß und in Lothringen, deutlich weniger an der Atlantikküste, in der Provence und im Landesinneren. Die geringste Sterblichkeit findet sich in der Gegend der südlichen Mittelmeerküste und nordöstlich der Pyrenäen.

Auch hier zeigt der durchschnittliche Küchenzettel im Süden die Ingredienzien der Mittelmeerkost mit Brot, Obst und Gemüse, Wein, Käse und Olivenöl. Im Norden bestimmt die Viehzucht die Auswahl der Speisen mit einem hohen Anteil an Butter und Fleisch. Nachdem anfänglich die Bedeutung des französischen Paradoxes an der durchschnittlich verzehrten Fettmenge, gemessen am Konsum von Milchprodukten, festgemacht worden ist, argumentiert *Prof. Renaud*, dass Käse eine Sonderrolle spielen müsse. Als Argument führt er an, dass in Griechenland der höchste Käseverbrauch Europas zu finden ist (nur 2 g pro Kopf und Tag mehr als in Frankreich). Diese beiden Staaten verbrauchen mehr als doppelt so viel Käse wie Finnland oder England, Länder mit bekannt schlechter Platzierung im kardiovaskulären Überlebenswettbewerb.

Sonderrolle für Käse

Bis heute gibt es dafür keine schlüssige Erklärung. Sicher ist Käse ebenfalls ein guter Folat-Lieferant, aber das reicht nicht aus alle epidemiologischen Effekte zu erklären. Bei Fall-Kontroll-Studien zur Frage der Abhängigkeit von Diätform und Lungenkrebs waren Salat und Karotten, aber auch Käse als Lebensmittel protektiver Qualität gefunden worden, obwohl Käse mit einem höheren Cholesterinspiegel assoziiert werden muss. Diese Fragestellung zum Käsekonsum als integraler Bestandteil der Mittelmeerkost bleibt vorerst genauso ohne Antwort wie das Kapitel über die Rolle des Weißbrots im gleichen Kulturraum.

Salat, Karotten

Geflügel

Olivenöl und Wein sind nicht allein Passepartout französischer Lebenserwartung und französischen Lebensstils – obwohl uns doch langsam der Verdacht kommen muss, dass dies eher südfranzösische Lebenserwartung, also vielleicht auch südfranzösisches Paradox heißen müsste. Die beiden südlichen Departements Lot und Gers, die Gebiete mit der höchsten Überlebensrate, sind auch die mit dem größten Verbrauch an Gänselebern und Entenschmalz, aber auch an Geflügelfleisch im Allgemeinen.

Gänseleber, Entenschmalz

! Geflügelfleisch ist vom Standpunkt gesunder Lebensweise nicht zu verachten.

Verschiedene epidemiologische Studien haben über Geflügelfleischgerichte nur Gutes zu berichten. So gehört Geflügelfleisch unbedingt zu den Kostformen, die als blutdrucksenkend beschrieben worden sind. Das so genannte magere weiße Fleisch, also Geflügelfleisch, zeigte in diätetischen Untersuchungen eine Steigerung des HDL-Cholesterins und Minderung des LDL. Sein Gehalt an Linolensäure – zur Wiederholung: Die Linolensäure gehört zu den ω-3-Fettsäuren wie auch die hoch zu lobenden Fischöle – liegt bei fast 20%! Und dies alles bei relativ wenig Kalorien und geringem Cholesteringehalt. Ein anderes Gericht typisch französischer Provenienz mit ähnlichem ω-3-Gehalt sind Schnecken. Der P/S-Quotient muss wieder erwähnt werden: Je höher er ausfällt, desto höher ist der Anteil mehrfach ungesättigter Fettsäuren, desto gesünder im allgemeinsten Sinn ist dieses Fett. Geflügelfett ist im positiven Sinn mit dem Fett der Seefische zu vergleichen.

Schnecken

Gänseleber als Ergebnis des »Nudelns« gilt als Produkt einer nicht artgerechten Haltung: Wie wir heute wissen, ist das Mästen der Gänse und Enten ein vom Menschen der Natur nachgeahmter Vorgang. Nur diese beiden Geflügelarten fressen sich auch in freier Natur eine Fettleber an, und zwar dann, wenn ihre Zugvogelaktivitäten gefragt sind, denn dann ist ein dickes Energiepolster notwendig. Hyperkalorische Zwangsdiät bei Hühnern oder Truthähnen funktioniert nicht, denn dies sind keine Vögel mit migratorischer Qualität. Eine Tatsache, die bereits den alten Ägyptern bekannt war, nur haben jene mit trockenen Feigen und nicht mit Mais gemästet. Darüber hinaus aber besteht chemisch das Geflügelleberfett ebenso aus reichlich ungesättigten Fettsäuren wie das in den so genannten Mittelmeerdiäten favorisierte Olivenöl.

Geflügel-Fettleber

Bei den Fetten ist der Aufbau der Triglyceride, so wie sie in den Eingeweidetrakt des Menschen kommen, nicht uninteressant. Wenn wir uns das Bild der dreizinkigen Gabel wieder vor Augen führen, müssen wir uns vorstellen, dass die an diesen Zinken festsitzenden Fettsäuren im Organismus einer verschiedenen Behandlung zugeführt werden. Die äußeren beiden Fettsäuren, nennen wir diese Positionen 1 und 3, werden möglicherweise wieder ausgeschieden, Position 2 erfährt jedoch eine Spezialbehandlung und wird ins Innere des Organismus weitergegeben, die Fettsäure der mittleren Zinke also bestimmt die Qualität der Nahrung. Bei der Gänseleber finden sich hier zu 70% ungesättigte Fettsäuren, bei Butter 80% gesättigte Fettsäuren. In Position 2 zeigt Rapsöl überhaupt keine gesättigten Fettsäuren, Olivenöl etwa 5%: Argumente gegen Butter!

Klima

Nicht alle mediterranen Einflüsse, die ein längeres Leben ermöglichen können, lassen sich in unsere Breiten transportieren: das Klima. Es eignet sich nicht nur als Gesprächsthema, es scheint auch Killerqualitäten aufzuweisen: Bei Kälte sterben mehr Menschen als in der Wärme. Dies gilt sowohl für die Außentemperatur als auch für die Innentemperatur: Zwischen 14 und 21 °C sinkt die Sterblichkeit um jeweils 1% pro Grad Temperaturanstieg. Es ereignen sich nicht nur mehr Herzinfarkte in der kalten Jahreszeit, die betroffene, absterbende Herzmuskelmasse ist auch größer als im Sommer: Wenn man die Wahl hätte, wäre ein Herzinfarkt in den Monaten Juni bis August einem Infarkt in den Monaten Dezember bis Mai vorzuziehen.

Mehr Todesfälle bei Kälte

! Diese lebensgefährliche »Wetterfühligkeit« wird mit steigendem Alter deutlicher, d. h. dass die kälteabhängige Zunahme der Herzinfarktrate sich bei Männern ab dem 55. Lebensjahr, bei Frauen ab dem 65. Lebensjahr zeigt.

Herzrhythmusstörungen kommen ebenfalls eher und gehäuft in den Wintermonaten vor. Zur Temperaturbetrachtung kommt als komplizierender Faktor hinzu, dass sich in den Wintermonaten auch grippale Infekte häufen, die ihrerseits über entzündliche Einwirkungen, wie oben besprochen, Gefäßverschlüsse fördern. Zur Bestätigung dieser Beobachtung darf ich eine Beobachtung texanischer Wissenschaftler zitieren, die unter Patienten mit Grippeschutzimpfung im Vergleich zu Ungeimpften eine Reduktion der Infarkthäufigkeit um ein Drittel fanden. Andere Theorien gehen ebenfalls von der Entzündungs-Hypothese aus, glauben aber in der steigenden Häufigkeit ultrafeiner Partikel in kalter Atemluft einen Auslöser für Herzinfarkte ausmachen zu können. Dabei sollen diese Partikel durch die kleinsten Lungengefäße in den Kreislauf eindringen und dort entzündliche Gefäßveränderungen verursachen.

Grippe-Impfung

Ein weiteres Minus lastet schwer auf unserem hartgeprüften Land, sogar unsere einzigen Meeresküsten sind nicht so ohne. Die klimatischen Forderungen, die die Nordseeküste an das Herz stellt, werden mit ständigem Treppaufgehen verglichen. Die Ostseeküste sei weniger anstrengend, dafür ist der Winter dort wieder kälter. Aus dieser Betrachtungsweise eine gültige Handhabe zum gesunden Leben abzuleiten, fällt schwer: Sollen wir wirklich alle auswandern?

Wer in der südlichen Mittagshitze versucht zu arbeiten, wird durch die lähmende Glut schnell eines Besseren belehrt. Leben ja, aber nicht um jeden Preis arbeiten. Die mediterrane Lebensweise fordert ultimativ eine Siesta. Und auch da setzt der unermüdliche Forscher mit seiner Arbeit an: *Dr. Michael Bursztyn* von der Universitätsklinik Jerusalem hat 455 zufällig ausgewählte 70-jährige Probanden aus Jerusalem untersucht und über 6 Jahre weiter beobachtet. Da sich in der Gruppe der Siesta-Anhänger innerhalb dieser Zeit exakt doppelt so viele Todesfälle ereigneten wie in der Wach-Gruppe, glaubt er annehmen zu müssen, dass die Siesta schädlich sei. Nach der dort entwickelten Theorie sei zweimaliges Aufwachen pro Tag ein zweimaliger Stress mit all den negativen Auswirkungen, die man Stressoren zuschreibt.

Siesta

Und jetzt – Sie kennen das Leben und die Hackordnung innerhalb der internationalen wissenschaftlichen Gemeinschaft schon – Meinungen des kritischen Lagers: Repräsentative Befragungen bei 4000 Deutschen zeigen, dass bei uns zu Lande die Mittagsruhe eine Frage der Gelegenheit ist. Nicht die Älteren halten öfter ein Mittagsschläfchen, sondern Studenten und Arbeitslose.

Also: Jeder, wie er Zeit und Lust hat! Aber auf jeden Fall gilt: Schlafmangel meiden, denn Schlafschulden addieren sich zu beschleunigten hormonellen und stoffwechseltechnischen Alterungsvorgängen.

Viel Schlaf

Die mediterrane Wärmequelle ist die Sonne; sie emittiert mit den Sonnenstrahlen weitere wesentliche Wirkfaktoren für ein langes Leben. UV-B-Bestrahlung soll die Interferonproduktion aktivieren und die Phagozytoserate erhöhen und damit einige messbare Parameter des Immunitätsorgans stärken.

Sonnenlicht

Der psychologische Hintergrund

Stress

Das mediterrane Flair der Mittelmeerkost ist nicht nur in der Appetitlichkeit ihrer Speisenauswahl begründet. Für uns aus dem Norden sind damit untrennbar Sommer und Sonne verknüpft, Siesta, Großfamilie – diese südlichen Assoziationen führen zu dem schönen Ausdruck »Leben wie Gott in Frankreich«. Damit sind auch Genussfähigkeit eingeschlossen und andere seelische Faktoren, die entspanntes Leben ermöglichen. Niederländische Forscher haben auf diese Lebensweise aufmerksam gemacht, »dass die Franzosen durch ihr niedriges Stressniveau geschützt sein könnten«.

Niedriges Stressniveau schützt

Das trifft auch auf die seelische Verfassung des durchschnittlichen Weintrinkers zu, der im Vergleich weniger als andere Alkoholkonsumenten trinkt und insgesamt auch weniger unter Problemen zu leiden hat, so jedenfalls eine kanadische Auswertung von 1994 mit 8758 Befragten. Auch die soziale Form gemeinsamen Weingenusses wird hervorgehoben. Andere Veröffentlichungen (je eine aus Dänemark und Finnland) beschreiben die Zufriedenheit durchschnittlicher Weintrinker mit ihrer Gesundheit und der Art, wie sie ihren Körper empfinden.

Zufriedene Weinliebhaber

Stress ist kein Modewort – dieser Ausdruck wurde vor mehr als 50 Jahren von *Prof. Hans Selye* in Montreal geprägt, um die Reaktion jedes lebenden Organismus auf von außen kommende Reize zu beschreiben. Da diese Reize sowohl positiv als auch negativ sein können, musste dieser Ausdruck weiter differenziert werden in *Eustress* (mit guten Nebeneffekten für den Organismus) und *Distress* (mit negativen Effekten). Bei Stress werden vom Körper Hormone freigesetzt, die als Steuerstoffe den entfernter liegenden Organen die Folgereaktionen auf den ankommenden Stress befehlen. Diese Hormone sind vor allem *Adrenalin* und *Cortisol,* die zu Flucht oder Angriff befähigen, andererseits aber, im Übermaß oder über lange Zeit freigesetzt, Gefäße verengen, die Herzfrequenz (den Puls) hochtreiben und den Blutdruck erhöhen können – körperliche Veränderungen, die zu den kardiovaskulären Risikofaktoren gehören.

Reaktionstypologie

Besonders stressbelastet lebt eine Hälfte der Menschheit, die nach der Einteilung von *M. Friedman* seit Mitte der 50er Jahre *Reaktionstyp A* genannt wird: gereizt, von Zeitdruck angetrieben, aggressiv, perfektionistisch – so genau zu schildern, dass in Fragebögen zur Selbstbeurteilung beispielsweise folgende Fragen gestellt werden.

Zeitdruck

- Lesen Sie beim Frühstück die Zeitung?

- Wenn eine Person langsam vor Ihnen hergeht, müssen Sie diese überholen?
- Müssen Sie bei Konferenzen und Vorträgen ständig Ihre Beine bewegen?

Wenn Sie diese Fragen mit »ja« beantworten können, gehören Sie wahrscheinlich zum Reaktionstyp A.

Feindseligkeit, Zorn

Wen wundert es nach dieser Charakterisierung, dass Typ-A-Menschen eher eine koronare Herzkrankheit aufweisen, genauer das doppelte Risiko, das die eher entspannteren Menschen des *Reaktionstyps B* tragen? Ein weiteres Resultat der Framingham-Studie! Das Verhalten der Typ-A-Menschen ist unter Umständen schon in der Jugend durch ausgeprägte Feindseligkeit und Zorn auffallend, und diese jungen Menschen zeigen früher als andere verkalkende Herzkranzgefäße. Dieses wurde jetzt in Oakland nach 10-jähriger Kontrolle »zorniger« junger Menschen, die am Studienanfang zwischen 18 und 30 Jahre alt gewesen waren, erarbeitet.

Beruflicher Stress

Job Strain

Auch der Umgang mit beruflichem Stress zeigt sich als unabhängiger Risikofaktor. Wenn man Stress als Missverhältnis zwischen Aufwand und Ertrag definiert, leiden vor allem jene Menschen unter beruflichem Stress *(Job Strain)*, die unter Zeitdruck stehen oder unter dauernder Überforderung und dabei ohne Erfolg bleiben (Arbeitslosigkeit!) oder innerhalb der Hierarchie am unteren Ende platziert sind und über keine nennenswerte Entscheidungsmöglichkeit mehr verfügen. Darüber hinaus neigen Personen in ungelernten Berufen, die also hierarchisch untergeordnet sind, eher dazu übergewichtig zu sein, zu rauchen oder Bewegungsmangel zuzulassen, womit sich die kardiovaskulären Risikofaktoren vervierfacht hätten.

Pulsfrequenz- und Blutdruckanstieg

Unter Job Strain zeigen sich krankhafte Blutdruckanstiege während der Arbeitszeit, die nachts oder während der Freizeit nicht nachweisbar sind. Interessanterweise ist auch ein Anstieg der Pulsfrequenz um ca. 6 Schläge/min mit dieser Blutdruckerhöhung vergesellschaftet, und dieses Pulsverhalten ist wiederum ein Risikofaktor.

Die Verlangsamung der Pulsrate ist bei Männern ein wichtiger Prädiktor für Langlebigkeit – Verlangsamung also auch der Energieverwertung und damit der Produktion freier Radikale, d. h. genügend Zeit für die Reparatur durch Radikale zerstörter DNS-Moleküle.

Die *Job-Strain*-Konstellation ist bei Männern häufig anzutreffen. Wenn wir diese Aussage neben die Erkenntnis setzen, dass in der industrialisierten Welt Männer eine um 6-8 Jahre geringere Lebenserwartung als Frauen haben, in den Ländern der Dritten Welt die Lebenserwartung für Männer und Frauen aber gleich hoch ist, können wir über unseren Lebensstil kein günstiges Urteil fällen. Diese Differenz durchschnittlicher Lebenszeit ist möglicherweise allein durch diesen *Job Strain* zu erklären, da statistisch ein nachweisbarer Blutdruck- und Pulsanstieg unter Arbeitsbedingungen dieselbe Risikoklasse darstellt wie ein Alterssprung um 10 Jahre nach oben, verbunden mit einer Gewichtszunahme um 6 kg. Diese Zahlen geben bezüglich der Existenz von Frauenbeauftragten zu denken. Wo bleiben die Männerbeauftragten?

! Die Einwirkung der Arbeitswelt auf die allgemeine Gesundheit ist so ausgeprägt, dass auch die Arbeitszeit eine U- oder J-förmige Beziehung zum Infarktrisiko aufweist. Es gibt also, wie beim Alkoholkonsum, ausgewogene Arbeitszeiten, die kein übermäßiges Risiko erwarten lassen. Zu hohe Arbeitszeiten (über 11 Stunden täglich) sind verderblich und – wiederum wie bei der J-Kurve der positiven Alkoholeffekte – zu wenig Arbeit (unter 7 Stunden) ist genauso belastend.

Hoffnungslosigkeit

Letzteres aber wahrscheinlich wegen der Angst um die Überlebensfähigkeit des Betriebs, also um den Arbeitsplatz. Sollte eine solche Situation auch noch zu Hoffnungslosigkeit führen, steigt das Gefäßrisiko noch weiter an. Verständlich, die Wirkung der Stresshormone beinhaltet Effekte, die Gefäße verschließen oder auf andere Art lädieren können. Hoffnungslosigkeit ist das Gleiche wie die oben geschilderte Lebenssituation mit mangelndem Erfolg.

Entspannung

Stressdeflektierende Maßnahmen

Stress lässt sich durch stressdeflektierende Maßnahmen bekämpfen, Maßnahmen, die erlernbar sind. Dass Möglichkeiten, sich mit Stress erfolgreich auseinander zu setzen, existieren, konnte in weiteren Studien bewiesen werden.

Sie erinnern sich an die *Bruneck-Studie*, in der die Wanddicke der Halsschlagadern in Abhängigkeit zum Alkoholverbrauch gemessen worden war. Diese Karotiswandstärke ist weithin als Prognosefaktor für koronare Ereignisse anerkannt. Umso größer das Erstaunen der internationalen Fachpresse, als erstmals eine Reduktion dieser Wanddicke durch Meditation nachgewiesen werden konnte.

Meditation

Natürlich ist dies bei nur 60 Probanden in zwei Gruppen, eine mit transzendentaler Meditation und eine mit konventioneller Gesundheitsberatung betreut, nur ein anfänglicher Hinweis, aber ein wesentlicher Anfang in die richtige Richtung: Mit Stress umgehen lernen. Dazu auch überraschend die Geringfügigkeit der aufgewendeten Zeit: 9 Monate lang wurde täglich 2-mal 20 Minuten meditiert!

Mit Stress umgehen lernen

Gleiches, nämlich Stresseinwirkung und Blutdruck als Marker kardiovaskulärer Risikofaktoren nach unten zu korrigieren, gelingt auch durch tiefes Durchatmen, den Atemübungen des autogenen Trainings oder Yoga-Techniken entsprechend. Bewusst eingesetzt normalisiert tiefes Ausatmen Blutdruck und Puls nach experimentellem Stress, Prüfungsstress ähnlich, schneller als reines Zuwarten. Von Musik werden ähnliche Effekte mitgeteilt. Nicht umsonst benützen Anästhesisten als Narkosebegleitung Hintergrundsmusik, wobei die Patienten Klavierstücke von Mozart favorisieren.

Autogenes Training, Yoga

Eindrucksvolle, psychologisch begründbare Erfolge in der Bekämpfung kardiovaskulärer Risikofaktoren werden aus dem Weltgipfel des Stress berichtet: der New Yorker Börse! In New York wurde mit einer Gruppe von 48 Börsenmaklern, die unter Bluthochdruck litten, Folgendes erarbeitet: 24 von ihnen wurde ein Haustier anvertraut. Nach 6 Monaten waren diese im Vergleich zu ihrer Kontrollgruppe gänzlich im normalen Blutdruckbereich und zeigten unter im Labor gefordertem Stress nur einen halb so hohen Blutdruckanstieg. Viele Teilnehmer der Kontrollgruppe entschlossen sich daraufhin ebenfalls ein Haustier zu sich zu nehmen.

Haustiere

Die Einflüsse entspannter und positiver Denkungsart gehen aber noch tiefer. Aus meiner Praxis kenne ich viele Menschen, die das Unglück nur so anzuziehen scheinen, damit verbunden sogar Komplikationen bei medizinischen Eingriffen und Therapiemaßnahmen. Der daraus folgende Pessimismus ist schädlich: Optimisten leben länger – und haben beweisbar weniger postoperative Komplikationen; so nachgeprüft bei 309 Patienten mit koronarer Bypassoperation. Deren Krankheitskarriere wurde über 6 Monate postoperativ verfolgt. Die vor der Operation als optimistisch erfassten Menschen konnten innerhalb dieser Zeit mit signifikant weniger postoperativen Komplikationen weiterleben als die Pessimisten.

Optimisten leben länger

Auch die weltbekannte *Mayo-Klinik* in Rochester/Minnesota weiß dazu Wesentliches beizutragen. Zwischen 1962 und 1965 wurden 839 internistische Patienten mit einem Persönlichkeitsfragebogen (MMPI) überprüft und 30 Jahre später über ihr weiteres Schicksal be-

Passive Pessimisten

fragt. 732 lebten noch. Es zeigte sich, dass die 30 Jahre alte Einteilung in Optimisten und Pessimisten auf der Seite der Pessimisten eine um 19% höhere Mortalität mit sich brachte.

Über die Ursachen kann man nur theoretisieren: Pessimisten sind passiver. Da ihnen vieles ohnehin sinnlos vorkommt, sind sie weniger konsequent in der Änderung ihres Lebensstils ärztliche Anordnungen betreffend. Sie sind depressiver, was ebenfalls einen Risikofaktor darstellt, und Depressive sind mit einem weniger aktiven Immunsystem ausgestattet.

Hypnose

Die Koppelung Seele – Immunsystem ist nicht nur immunologisch nachweisbar, es gibt auch elektronenmikroskopische Befunde, die Nervenendigungen auf immunkompetenten Zellen zeigen. Durch Hypnose kann man sogar die Reaktion weißer Blutzellen, auch allergische Reaktionen verändern. Gerade diese Wirkung der Hypnose, aber auch die oben geschilderte Wirkung des autogenen Trainings zeigen einen Weg Optimismus aufzubauen und zu trainieren.

Gesundes Lachen

Eine ähnlich verblüffende Verbindung von Seele und Körper ist in der noch sehr jungen Lachwissenschaft (Gelotologie) gemacht worden: Lachen führt im Gehirn zu einer Endorphinausschüttung (ein körpereigener morphiumähnlicher Stoff), damit werden Stressfolgen abgepuffert, denn die Gefäße erweitern sich und die verkrampfte Muskulatur entspannt sich. Auch hier wird das Immunsystem, gemessen an der Zahl der T-Lymphozyten, T-Helferzellen und der Interferonproduktion, aktiver. Neueste Einsichten sind unter www.humor.ch zu erfahren.

Depressionen

Depressive Verstimmung

Krankheiten wie Herzinfarkte können natürlich ihrerseits auf die Seele der Patienten Auswirkungen haben, die Stück für Stück eine depressive Verstimmung nach sich ziehen. Depression und Stress als Ursache und Folge einer solchen lebensverändernden Erkrankung müssen natürlich genauestens beachtet werden. Auch die Depression ist mit einem gesteigerten Aktivitätsniveau des sympathischen Nervensystems gekoppelt. Dieses Nervensystem ist für die Aktivierung der im Stress notwendigen körperlichen Veränderungen zuständig: Muskelspannung, schneller Pulsschlag, Blutdruckanstieg, Blutumverteilung durch Verengung vieler Blutgefäße, Hyperaktivität bis hin zum Kammerflimmern, der absolut tödlichen Herzrhythmusstörung.

Eine Untersuchung an 155 Patienten nach Herzinfarkt zeigte, dass 23% der Patienten depressiv auf dieses Ereignis reagierten, bei diesen 23% ereigneten sich dann aber 64% der späteren Todesfälle. Man geht davon aus, dass sich, gemäß dem eben über Pessimisten Gesagten, diese Patienten nicht in der Lage sahen, ihr Schicksal zu ändern. Depressive leiden typischerweise unter einer Schwung- und Entschlusslosigkeit, kurz und prägnant formuliert »nicht können, trotz wollen«; deswegen ist es auch so fatal, Depressive mit Durchhalteparolen oder »Du-musst-nur«-Befehlen zu drangsalieren: Sie können es einfach nicht!

Durchhalteparolen

Unsere Freunde aus der Reaktionstyp-A-Population gehören nicht dazu, im Gegenteil, diese sind so aktiv, dass sie sofort alles, was notwendig ist, ändern und dann erfolgreich und gesünder weiterleben als die bis dahin favorisierten Typ-B-Menschen, sie müssen nur erst mal ihren Infarkt überlebt haben.

Allen seelischen Veränderungen gehört unsere Aufmerksamkeit, wenn wir die Grundlagen gesunden Lebens erforschen wollen. Auch Patienten mit Panikattacken und anderen Angstzuständen sollte zu einem veränderten Selbst- und Weltbild verholfen werden, da auch hier die Stressfolgen sich in einer erhöhten kardiovaskulären Sterblichkeit ablesen lassen. Dieses ist zu beweisen: 1997 wurde in New York eine Arbeit von *H. W. Cohen* veröffentlicht, die 5687 Männer und Frauen aus arbeitsmedizinischen Untersuchungen vorstellte. Diese ließ bei Männern (es trifft mal wieder die Männer!), bei denen Bluthochdruck und Depression gleichzeitig vorlagen, einen Infarktrisikofaktor von 2,33 errechnen – dabei wird das alleinige Vorliegen eines Bluthochdrucks mit einem Multiplikationsfaktor von 1,0 angenommen –, Hochdruck und Blutzuckerkrankheit ergaben 1,88 und Hochdruck plus Cholesterinerhöhung nur 1,4. Die seelische Belastung ist also in Zahlen darstellbar ungeahnt gefährlich.

Soziales Leben oder: Das Rätsel von Roseto

Eine der mediterranen Kraftquellen ist die Dorfgemeinschaft, die Großfamilie, das enge und langzeitige Miteinanderleben – Gemeinschaftliches ist durch nichts zu ersetzen. Dazu gehören Liebe und Freundschaft, aber auch Gesellschaft – »on prendra les repas avec des gens de bonne compagnie« oder nach *Dean Ornish*: »Einsamkeit ist so toxisch wie eine Ernährung mit Cheeseburgern!« Der Mensch braucht den Menschen!

Großfamilie

Immer enger knüpft sich auch das Argumentationsnetz um die Bedeutung der seelischen Ausgangsbasis für ein langes Leben: Dass die soziale Herzenswärme etwa bei Adipösen eine zusätzliche Risikominimierung bedeuten könnte, weiß auch die *Deutsche Adipositasgesellschaft*, die in ihren Leitlinien schreibt: Bewegungstherapie in Gruppen wirkt der sozialen Isolation mit all ihren Folgen entgegen. Sport in der Gruppe hat sich bei Senioren als Antidepressivum von gleicher Wirkung gezeigt wie entsprechende medikamentöse Versorgung.

Soziale Isolierung

Und obwohl alles so schlüssig scheint, gibt es auch hier Menschen, die stets verneinen – in jenem gallischen Klassiker »Asterix«, auch »Zwietrachtsäer« genannt. Dazu betrachten wir das »Problem von Roseto«. Roseto in Pennsylvania wurde 1882 von italienischen Auswanderern aus Roseto Valfortore (zwischen Neapel und Foggia gelegen) neu gegründet, ca. 1600 Italo-Amerikaner lebten dort bis in die Mitte der 60er Jahre in einer eng geknüpften Gemeinschaft. Auffallend war, dass die Einwohner von Roseto (ca. 70 km östlich von New York) im Vergleich zu den Bewohnern der Nachbargemeinden Bangor, Nazareth und Stroudsburg nur die Hälfte der koronaren Todesfälle aufwiesen, obwohl die üblichen Risikofaktoren wie Rauchen, Hochdruck, Übergewicht und Blutzuckererkrankung in gleicher Häufigkeit nachzuweisen waren. 30 Jahre lang wurde Roseto untersucht. Aber mit dem Beginn der wissenschaftlichen Studien stiegen auch die koronaren Todesfälle an, so dass sich heute Roseto nicht mehr von seiner Nachbarschaft unterscheidet.

Roseto Valfortore/ Süditalien

Die Frage, was diese Entwicklung verursacht haben könnte, wurde mit Eifer verfolgt, Man untersuchte alles Vorstellbare, Urkunden bis hin zu Klubmitgliedschaften und Wählerverhalten, Todesurkunden zwischen 1935 und 1985. Heute wird dieser Verlust von der amerikanischen Forschergruppe dadurch erklärt, dass die zunehmende Amerikanisierung von Roseto die Homogenität und die soziale Solidarität aufgeweicht habe. Für diese Forschergruppe um *Dr. S. Wolf* und *Dr. J. G. Bruhn* war die italienische Lebensform ein wirksames Polster gegen die Stresseffekte des modernen Lebens. Für Wolf und Bruhn ist Roseto ein Ideal gewesen, eine Idylle, ein Schutz gegen alle Belastungen modernen Lebens.

Eine Idylle als Schutz

Aber der, der dieser Idylle mit Misstrauen gegenübertritt, ist kein Geringerer als *Renaud*. Mit seinen Augen sieht alles anders aus: Die Rosetaner lebten und aßen in Roseto/Pennsylvania wie in Roseto Valfortore: Eigene Gärten versorgten sie immer mit reichlich frischem Gemüse und frischem Obst, 57% der Familien benutzten Olivenöl, bis 1960 bauten 505 der Einwohner ihren eigenen Wein an.

Eigener Wein in USA bis 1960

Und zwischen 1965 und 1974 veränderte sich alles. Die Gesellschaft verspielte ihre Engmaschigkeit, neue Einwanderer kamen, amerikanische Ehepartner wurden akzeptiert, materialistischere Lebensbilder rückten in den Vordergrund – soweit die Analyse von *Wolf* und *Bruhn*. Aber *Renaud* geht weiter: Es gab zwar nun mehr Ärzte und weniger Raucher, aber auch weniger Gärten, weniger Wein, weniger Olivenöl – und 100% mehr Herzinfarkte.

Sicher haben die Amerikaner, nach *Renaud*, Recht, die Auflösung sozialer Gegebenheiten zu beklagen, aber seiner Meinung nach nicht wegen der nun folgenden psychischen Härten, sondern weil dadurch die bewährte mediterrane Lebensweise ihrer Vorfahren verloren ging. Vielleicht kann man das Problem von Roseto so interpretieren: Beide haben Recht, auf beiden Schultern müssen wir tragen: Körper und Geist sind eine Einheit.

Bei der Betrachtung der Zeitspanne 1882 bis 1965 fällt auf, dass diese 83-jährige Differenz in etwa der Lebensdauer dreier Generationen entspricht. Und genau dies ist die Zeit, die bei Einwandererstudien vergeht (Japaner über Hawaii nach Kalifornien, Engländer nach Australien), bis die Neuhinzugekommenen sich epidemiologisch nicht mehr von ihrer neuen Heimat unterscheiden. Weil sie nun so essen oder so fühlen, wie es für sie üblich geworden ist?

7. Schäden, die Alkohol anrichten kann

Kosten

Moderat im Alkoholgenuss

Wenn der Nutzen moderaten Alkoholkonsums bezüglich der Sterblichkeit an kardiovaskulären Ursachen so weit gesichert ist, dass 1997 auf einem kanadischen Ärztekongress »Nichttrinken« als ein Risikofaktor für den Herzinfarkt vorgestellt werden konnte, warum fällt es uns Ärzten dann so schwer, maßvollen Alkoholkonsum zu empfehlen? Immerhin erhöht Abstinenz das Risiko des alkoholfrei lebenden Menschen, einem Herzinfarkt zu erliegen, um das 1,5fache im Vergleich zum mäßigen Alkoholkonsumenten! (Zum Vergleich: Das Risiko für krankhaft Übergewichtige beträgt das 1,6fache gegenüber Normalgewichtigen.)

Die Antwort ist so undemokratisch wie eine Zwei-Klassen-Medizin: *Vor Alkohol sind nicht alle Menschen gleich.* Die trostlose Realität alkoholbedingten Leides muss zu diesem vorsichtigen Herantasten an die optimale, unter Umständen mit moderatem Alkoholgenuss gepaarte Lebensweise führen. Alkoholkrank wird, wer zu viel trinkt. Dies aber ist eine variable Mengenangabe. Es gibt Untergruppen für Leberkranke, Frauen, Ungeborene, Männer zur Zeit der Familienplanung, Patienten mit Epilepsiegefahr, Suchtkranke und andere. Bei diesen bedeutet zu viel jede noch so kleine Menge!

Wie immer können Zahlen am besten das Bedrückende der Situation beschreiben. Für die USA wurde ein krankheitsbedingter materieller Verlust, kombiniert mit der volkswirtschaftlichen Produktivitätseinbuße, von 150 Milliarden US-Dollar (1995) berechnet. 1983 hätten sich nur die direkten medizinischen Folgekosten in einer Höhe von 15 Milliarden US-Dollar bewegt. Deutsche Zahlen, die von etwas anderen Ausgangsbedingungen ausgehen, errechnen den Gesamtverlust mit ca. 50 bis 80 Milliarden DM – eine nachvollziehbare Summe, wenn wir folgende Ausgangsbedingungen, die 1992 stichprobenartig an einem deutschen Allgemeinkrankenhaus erhoben wurden, kennen: Von den 28% männlicher Krankenhauspatienten, die innerhalb des genannten Jahres mit alkoholbedingten Leiden stationär behandelt werden mussten, waren 40% noch weniger als 60 Jahre alt, hätten also dem allgemeinen Arbeitsmarkt noch zur Verfügung stehen können.

Folgekosten für Alkoholkranke

1,6 Millionen Deutsche sind alkoholabhängig, 2,65 Millionen betreiben Alkoholmissbrauch. (Bundesgesundheitsministerium, 27.6.2000)!

Ein finanzielles Problem, das in der Zeit reduzierter finanzieller Ressourcen uns alle angeht, denn für andere Krankheitsbilder benötigen wir ebenfalls ständig steigende Beträge. Auch hier eine Zahl zur Illustration: 1998 waren für alle in Deutschland zu versorgenden Patienten mit Diabetes Typ 2 – Patienten, die in ihrer Mehrzahl ohne Insulin auskommen – 31,4 Milliarden DM notwendig. Dabei lassen sich diese Diabetiker rechtzeitig behandeln, da ihr Leiden auch rechtzeitig diagnostiziert werden kann; beim Alkoholkranken aber entziehen sich 80% der Betroffenen über lange Jahre jeglicher Diagnostik, ja auch der Auffälligkeit sogar für die allernächste Umgebung.

Typ-2-Diabetes

Sucht

Für den ärztlich angeratenen Alkoholgenuss bedeutet dies: Wie so oft muss die Wahrheit in der Mitte gesucht werden, denn die therapeutisch notwendigen Interventionen bei Alkoholkrankheiten haben uns über viele Ärztegenerationen hinweg den Blick auf die Segnungen mäßigen Alkoholkonsums verstellt.

Ein Problem wissenschaftlich einzukreisen, bedeutet mit der Definition zu beginnen: Alkoholismus wird eingeteilt (wie alle anderen Suchterkrankungen) in Alkoholmissbrauch und Alkoholabhängigkeit. *Alkoholmissbrauch* heißt es, wenn Alkohol über längere Zeit oder wiederholt getrunken wird, trotz des Wissens über die dadurch verursachten sozialen, beruflichen, psychischen oder körperlichen Probleme, wozu auch der Gebrauch in potentiell gefährlichen Situationen (Führen eines Kfz) gehört.

Alkoholmissbrauch

Alkoholabhängigkeit ist körperlich oder psychisch feststellbar. Körperliche Abhängigkeit zeigt Entziehungserscheinungen und/oder die Notwendigkeit die Dosis des Suchtmittels zu erhöhen, um gleiche Effekte zu erleben. Psychische Abhängigkeit wird durch das Auftreten eines unwiderstehlichen Verlangens nach dem Suchtmittel feststellbar; dazu gehört auch die Unmöglichkeit, den Gebrauch des betreffenden Mittels einschränken zu können, und die Akzeptanz großer zeitlicher oder finanzieller Aufwendungen, um das Suchtmittel zu beschaffen.

Alkoholabhängigkeit

Auch wenn sich eine Alkoholerkrankung über längere Zeit erstreckt, bedeutet dies nicht, dass alkoholische Organschäden nur auftreten können, wenn Alkohol über längere Zeit missbräuchlich und maßlos genossen worden wäre. Es gibt auch Schäden, die bereits nach einmaligem Überschreiten des geeigneten Maßes nachweisbar sind. Wir untersuchen im Folgenden den menschlichen Körper von Kopf bis Fuß. Die Häufigkeit alkoholischer Folgeschäden ist aufgrund der Tatsache, dass nicht alle Organe gleich schnell geschädigt werden, von Organ zu Organ different.

Gehirn und Nerven

Rausch

Wie eine akute Alkoholüberdosis aussieht, haben wohl die meisten Leser im Sinn eines Rausches schon bei sich oder anderen erlebt. Ein Rausch durchläuft verschiedene Stadien, die von leichter Trunkenheit mit geringfügigen Gangstörungen über Bewusstlosigkeit bis zur Atemlähmung führen können.

Wernicke-Korsakow-Syndrom

Chronischer Alkoholmissbrauch führt bei etwa 5% aller Alkoholiker im 5. bis 6. Lebensjahrzehnt zum Wernicke-Korsakow-Syndrom (um 1880 erstmals beschrieben). Auf dem Boden eines Vitamin-B-Mangels zeigen sich Gedächtnislücken – im Gegensatz zu altersbedingten Gedächtnislücken, die das Neugedächtnis beeinträchtigen, wird hier das Altgedächtnis geschädigt. Konfabulationen sind phantasiereiche, aber falsche Geschichtchen, mit denen der Betroffene völlig kritiklos die Lücken in seiner Vergangenheit zu plombieren versucht. Hinzu kommen Stand- und Gangunsicherheit, Störungen der Auffassungsgabe und Initiative.

Alkoholische Polyneuropathie

Davon unabhängig gibt es Krankheitsbilder mit Schüttellähmung, Charaktereinbußen, Verwirrtheit, Sehstörungen und epileptischen Anfällen. Oft fallen sogar den Kindern Menschen auf, die beim Gehen die Füße flach mit der ganzen Sohle auf den Boden schlagen und trotzdem noch geradeaus gehen können. Zu diesem Zeitpunkt sind diese zwar nüchtern, haben aber über lange Jahre ihre Empfindsamkeit für Druck und Schwerkraft – das, was uns ermöglicht, auch im Dunkeln noch sicher über flachen Boden gehen zu können – zerstört. Was sich für Gesunde wie harter oder weicher Untergrund, wie schräger oder schlüpfriger Boden anfühlt, fühlt sich für diese Patienten an wie auf Watte zu laufen. Die Durchblutung der Beine ist erhalten geblieben, Menschen, die dann »trocken« bleiben, verlieren zwar die Symptome dieser alkoholischen Polyneuropathie (griechisch: »Krankheit vieler Nerven«) nicht mehr ganz, sind aber durchaus noch in der Lage Fahrrad zu fahren, da sich der Zerstörungsprozess in den Nerven der Beine, nicht aber im Gehirn abspielt und somit das Balancegefühl erhalten bleibt.

Aus der *Framingham-Studie* wissen wir, dass für Männer das Risiko, einen Schlaganfall zu erleiden, bei einem Alkoholkonsum von mehr als 300 g/Woche 4-mal so hoch ist wie bei moderatem Alkoholkonsum (bis 90 g/Woche). Akut wird diese Gefahr bei *Binge-Trinken* (englisch: »Sauftour«), was nicht nur bei Quartalssäufern vorkommt. Dadurch ist die Schlaganfallgefahr nach Wochenenden oder akuten alkoholischen Exzessen gesteigert. Ursächlich wird ein Reboundeffekt (*Rebound* heißt Rückschlag) der zunächst durch Alkohol reduzierten Blättchenaggregation vermutet.

Binge-Trinken

Nicht nur für Laien, auch für Angehörige der Heilberufe ist das Delirium tremens (Alkoholdelir) die eindrucksvollste Illustration alkoholbedingter Gehirnveränderungen, wahrscheinlich als höchste Stufe der Alkoholentzugserscheinungen. Die Patienten entwickeln Phantasien nach einer oft nur Stunden währenden Vorlaufszeit mit Desorientiertheit und Angst, Schweißausbrüchen, Herzjagen und Überaktivität. Die Wahngebilde resultieren aus allen Sinneskanälen. Bekannt ist auch dem Laien das Sehen weißer Mäuse oder auch das Fühlen alles überrennender Ameisenheere auf der Haut des Kranken.

Delirium

Ich erinnere mich an zwei solcher Fälle, die wegen der Inhalte ihrer Wahnvorstellungen damals für mich als jungen Mediziner geradezu filmreif waren. Einer meiner Patienten sah und hörte U-Boote durch die Wände des Krankenzimmers brechen und über sein Bett schwebend in der gegenüberliegenden Wand verschwinden. Ein anderer, von Beruf – und das passt uns hier ganz und gar nicht ins Konzept – Winzer an der Mosel, konnte sich nur mit aus dem Bett ragendem Oberkörper in dieses legen, da auf dem Kopfkissen sein Großvater läge. Für den klinischen Alltag hatten wir als diagnostisches Hilfsmittel den »Fadentest« parat, mit dem die Verdachtsdiagnose »drohendes Delir« schnell zu bestätigen war. Der Arzt greift in seine Kitteltasche und suggeriert dem Patienten, aus dieser Hand, die er zur Faust geballt präsentiert, hingen verschieden gefärbte Wollfäden. Der Patient, aufgefordert nur die roten Fäden herauszusortieren, greift willig ins Leere und findet positivenfalls einige rote Fäden, die er zur Seite sortiert.

Fadentest

! Die Sterblichkeit eines Kranken mit nicht intensiv behandeltem Delir liegt bei 30%!

Verdauungskanal

Der Verdauungskanal reicht vom Lippenrot bis zum Enddarm. Manche Weinsorten reizen zu einem Übertritt von Magensäure in die Speiseröhre, das dazu passende Signal unseres Körpers heißt Sodbrennen. Diese unerwünschte Antwort auf Weingenuss ist jedoch von Wein zu Wein und auch von Mensch zu Mensch verschieden. Die Kombination von Wein mit Acetylsalicylsäure (Abkürzung: ASS; z.B. Aspirin®) wurde ebenfalls zu einem Forschungsthema gemacht – und siehe da, 1 bis 2 Gläser Rotwein scheinen sogar die Folge einer ASS-bedingten Magenreizung mindern zu können.

Sodbrennen

ASS

Im Magen kann zwischen Entzündung, Blutung, Geschwür und Krebserkrankung alles in direktem Alkoholbezug gesehen werden. Auch der Zusammenhang mit der *Helicobacter*-Besiedlung erhält einen neuen Blickwinkel durch Alkoholwirkung. Während moderater Weinkonsum, wie erwähnt, die Häufigkeit dieser Bakterien zu reduzieren vermag, ist der Alkoholkranke in seiner Abwehrkraft so geschwächt, dass aus einer zufälligen *Helicobacter*-Besiedlung eine Invasionstruppe entstehen kann – und dann ist die oben angeführte Serie von Entzündung bis Magenkrebs als Ursachenkette zwischen Alkoholmissbrauch und Krebserkrankung anzusehen.

Herz

Unser Herz in seiner Funktion als Pumpe hängt von seiner Schlagkraft ab. Dieser Hohlmuskel kann unter unmäßiger Alkoholeinwirkung seine Kraft, Elastizität, die Geometrie seiner Muskelfasern, die Enzyme seiner Mitochondrien verlieren und damit seine ganze Kraft. Die Lebenserwartung eines Patienten mit alkoholgeschädigtem Herzen (alkoholische Kardiomyopathie) ist schlechter als die eines Krebspatienten. Nach 5 Jahren lebt nur noch die Hälfte der Betroffenen, nur 17% haben die Chance unter absoluter Alkoholkarenz eine Erholung ihres Herzens zu erleben.

Alkoholische Kardiomyopathie

Die Symptome einer Alkohol-Kardiomyopathie entsprechen denen eines Altersherzens mit Luftnot bei Belastung: Notwendigkeit mit erhobenem Oberkörper zu schlafen, abendliche Wasseransammlungen in den Beinen, Rhythmusstörungen. Der schädigende Alkoholeinfluss auf den Herzmuskel kann durch Alkohol direkt oder dessen erstes Abbauprodukt Acetaldehyd bedingt sein. Dem Feinschmecker mag es wie ein grausames Spiel des Zufalls erscheinen, dass der erste wissenschaftliche Aufsatz über dieses Krankheitsbild von einem *Dr. Bollinger* (1884) verfasst wurde.

Ein weiterer Schaden, der speziell durch dieses *Binge*-Verhalten ausgelöst werden kann, wird durch Herzrhythmusstörungen, die manchmal tödlich verlaufen können, dargestellt. Wenn wir bedenken, wie wichtig die Regelmäßigkeit des Herzrhythmus für die lückenlose Pumparbeit ist, ist jede Unregelmäßigkeit zu vermeiden. Holiday-Heart-Syndrom (Urlaubsherz-Syndrom) heißt die Erscheinung akuter Herzrhythmusstörungen nach akut übertriebenem Alkoholgenuss wie im Urlaub, an Wochenenden oder bei Feierlichkeiten.

Rhythmusstörungen

Holiday-Heart-Syndrom

Blutdruck

Im Kapitel über den Weißwein haben wir gehört, dass es gelungen ist, innerhalb der Weißweingruppe einen Blutdruckabfall festzustellen. Dies ist verwunderlich, da meistens unter Alkoholgenuss Blutdruckanstiege festgestellt werden. Der Mehrzahl der Befunde nach führen 70–100 ml Alkohol/Tag zu einer durchschnittlichen Blutdrucksteigerung um 5–10 mmHg.

Was bedeutet bei mmHg dieses Hg? Hg ist im chemischen Periodensystem der Elemente das Zeichen für Quecksilber. Die Verbindung zwischen Blutdruck und Quecksilber ist geschichtlich zu verstehen. Der italienische Kinderarzt *Scipione Riva-Rocci* hat 1896 eine alltagstaugliche und unblutige Messmethode für den Blutdruck entwickelt, die im Prinzip noch heute gilt, weswegen im medizinischen Alltag Blutdruck auch mit den Namensanfangsbuchstaben »RR« abgekürzt wird. Bei der Technik nach *Riva-Rocci* presst eine Gummimanschette, die langsam aufgepumpt wird, ihr Luftpolster gegen den Oberarm, so fest, dass bei steigendem Druck der Zeitpunkt erreicht wird, zu dem zwischen Manschette und Oberarmknochen für die Arterien keine Lichtung mehr übrig bleibt. Dann kann kein Blut mehr fließen; zu diesem Zeitpunkt ist der Druck in der Manschette um ein Geringes höher als der Druck in der Arterie.

Riva-Rocci

Da das Herz als Pumpe arbeitend während der Austreibungsphase den Blutstrom in Wellen durch das Arteriensystem drückt und während seiner Füllungsphase dieser Druck abfällt, verläuft auch die Druckkurve wellenförmig. Der Moment des Druckausgleichs zwischen Arterie und Manschette ist dann erreicht, wenn der Druck der Wellenspitze blockiert wird; dann ist der Pulsschlag unterhalb der Manschette nicht mehr feststellbar und nicht mehr hörbar, mit moderneren Geräten nicht mehr fühlbar.

Austreibungs- und Füllungsphase

Reduziert man den Luftdruck innerhalb der Manschette, wird die Pulswelle wieder feststellbar, bis zu dem Zeitpunkt, an dem der Manschettendruck unter den Dauerdruck des arteriellen Systems gefallen ist, dann ist der Durchfluss unbehindert und es sind keinerlei Signale mehr vorhanden. Die Wellenspitze entspricht der höheren Zahlenangabe, die niedrigere Ziffer dem Wellental. Die Quecksilberangabe ist aus der Entwicklungszeit zu verstehen, denn damals wurde Druck mit Hilfe einer Glasröhre mit Quecksilberfüllung bestimmt. Je höher die Quecksilbersäule, desto höher war der aufzuwendende Druck.

Daraus ergibt sich also, dass das beruhigende Zahlenspiel des Arztes »120 zu 80« in dieser Messtechnik 120/80 mmHg bedeutet, und dies besagt, dass der Blutdruck im Wellengipfel 120, im Wellental 80 Millimeter Quecksilbersäule beträgt – also völlig normal ist.

Alkoholgebrauch kann den Blutdruck erhöhen, und dies ist ein weiterer kardiovaskulärer Risikofaktor, der reduziert werden müsste. Wenn aber Alkohol den Blutdruck erhöht, hingegen in Maßen genossen die kardiovaskuläre Mortalität senkt, wie die bisherigen Statistiken zeigen, dann ist der Nutzen beim moderaten Genuss ausgeprägter als der Schaden.

Alkoholiker im Entzug

Beim Alkoholiker im Entzug (bewiesen an einer 132 Patienten umfassenden Beobachtungsserie) korreliert der Blutdruck statistisch gesichert mit dem Alkoholverbrauch, unter Abstinenz blieben vorher erhöhte Werte normal. Das von erhöhtem Blutdruck abhängige Schlaganfallsrisiko ist bei einem Wochenverbrauch von mehr als 300 g Alkohol um das 3,7fache übersteigert. *Binge*-Verhalten kann also nicht nur über den Rückschlagseffekt der Plättchenfunktion, sondern auch über Blutdruckanstieg das Schlaganfallsrisiko übersteigern.

Leber

Säuferleber

Alkoholdehydrogenase

Der Ausdruck Säuferleber als Hinweis auf alkoholbedingte Leberschädigungen ist längstens Teil der Folklore geworden. Resorbierter Alkohol wird vor allem in der Leber entgiftet, wobei das Enzym Alkoholdehydrogenase die Hauptarbeit zu leisten hat. Diese Alkoholdehydrogenase baut Ethanol zu Acetaldehyd ab, einer Substanz mit potentieller Gewebsschädlichkeit. Man mag sich fragen, wieso der Organismus überhaupt ein Alkohol entgiftendes System bereitstellen kann. Die Ursache liegt in dem breiten Wirkspektrum der Dehydrogenase begründet, denn diese wird nicht nur für Alkohol hergestellt, sondern auch für die Entsorgung nicht mehr benötigter Hormonmoleküle. Acetaldehyd als toxische Substanz muss schnellstens entfernt werden, sie wird durch ein weiteres Enzym, die Aldehyddehydrogenase, zu Acetat abgebaut.

Je mehr Alkohol dem Organismus angeboten wird, desto höher ist auch der Spiegel an potentiell giftigem Acetaldehyd. Das Risiko beim Trinken großer Alkoholmengen ist berechenbar: Für Männer ist das Risiko, eine Leberschrumpfung zu entwickeln, bei einem täglichen Verbrauch von 100 g Alkohol/Tag 10-mal höher als bei einem täglichen Verbrauch von 60 g/Tag. Mit 240 g Alkoholverbrauch/Tag ist das Risiko bereits mit mehr als 100 zu multiplizieren.

Leberschrumpfung

Leberschrumpfung hört sich an, als wolle dieses Organ sich gänzlich verabschieden. Ganz so falsch ist das nicht: Die Leber ersetzt stufenweise ihr gesundes, stoffwechselaktives Gewebe durch hartes, zähes Bindegewebe; aus einem funktionierenden Industriekomplex wird gleichsam ein Mausoleum. Dieser Weg aber ist über viele Stufen zu verstehen und teilweise sogar noch umkehrbar. Zuerst kommt die Fettleber: Überzählige Moleküle des durch zu viel Alkohol überfütterten Fettstoffwechsels werden in den Leberzellen abgespeichert, die dadurch in ihrer Arbeit behindert krankhafte Leberwerte zeigen.

Fettleberhepatitis

Zirrhose

Entzündliche Reaktionen der Leber auf diese Überladung (Fettleberhepatitis) bringen weitere Leberwertentgleisungen mit sich, erste Mitochondrienschäden sind im Mikroskop sichtbar. Beide Vorstufen der Leberzirrhose können durch absolute Enthaltsamkeit noch umkehrbar sein, aber Vorsicht! Die Erfolgsquote ist minimal: Die 7-Jahre-Überlebensrate steigt durch absolute Enthaltsamkeit von 50% nur noch auf 80% – also darf es erst gar nicht so weit kommen!

Die Leberzirrhose ist durch ein mäßiges Leben nicht mehr aufzuheben, sie bleibt. Die Leberzirrhose kommt als *kompensierte,* d. h. inaktive, und als *dekompensierte* Verlaufsform vor. Im ersten Fall sind die Leberwerte als Zeichen beeinträchtigter Funktion zwar im krankhaften Bereich, aber in der Leber findet sich teilweise noch gesundes Gewebe, wobei das zerstörte durch Narbengewebe ersetzt ist. Dieses Narbengewebe umgürtet das gesunde Lebergewebe mit einem schrumpfenden Netz harter Bindegewebsstränge, während die noch funktionierenden Anteile sich zu vergrößern suchen.

Die Folge ist ein einem Zwiebelsäckchen ähnliches Bild der zirrhotisch veränderten Leber: Weiche Knoten verschiedener Größe wechseln mit harten schmalen Einschnürungen ab. Klinisch manifestiert

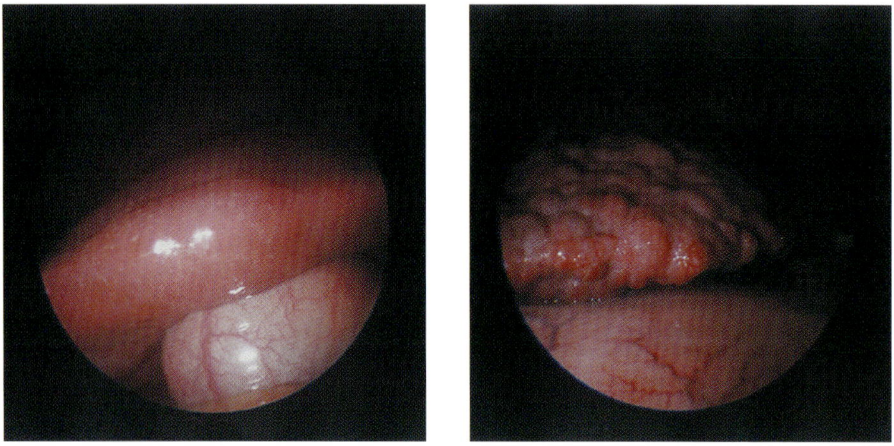

Bei Bauchspiegelungen sind solche Einblicke möglich: Die links dargestellte Leber ist gesund, die knotig veränderte zeigt das typische Bild der Leberzirrhose.
© Dr. Ganster, Trier

sich das Krankheitsbild im dekompensierten Stadium: Appetitlosigkeit, Gewichtsverlust, Gelbsucht, tastbare Leber- und Milzschwellung; Bei Männern findet sich außerdem ein Abbau der Testosteronleistung mit Hodenschrumpfung und beginnender Ausprägung weiblicher Brustdrüsen.

Die Haut zeigt derart typische Veränderungen, dass sie dem Arzt erlauben, seiner Verdachtsdiagnose: »Sie trinken zu viel!« auch nachzugehen, wenn der Patient dies vehement verneint (wie ich von unserem ehemaligen Hausarzt gelernt habe: potator mendax, lateinisch für »wer säuft, leugnet«). Hinter den Ohren finden sich eine Dollarpapier-Zeichnung (rötliche Äderung in netzartigem Muster) und *Eppinger*-Sternchen (rötliche, erhabene Punkte mit sternförmig verlaufenden, rötlichen Äderchen, die auf Fingerdruck abblassen und sich aus ihrem zentralen Punkt wieder auffüllen).

Die Handflächen färben sich rötlich mit einem blassen Zentralfeld, manchmal schrumpfen auch die Beugesehnen des Mittel-, Ring- und kleinen Fingers in Höhe der Handfläche. Letzteres heißt Dupuytren'sche Kontraktur nach *Guillaume Dupuytren* (1777–1835), dem Erstbeschreiber dieser Veränderung. Dieser Befund ist nicht beweisend für eine Leberkrankheit, aber bei 67% der Patienten mit Dupuytren'scher Kontraktur liegt ein Alkoholproblem vor.

Die rote Knollennase (Rhinophym) des alten Weingenießers – gar mancher wird sich noch an den bereits 1975 verstorbenen bekannten Schauspieler *Carl Wery* erinnern, der das für mich schönste Beispiel eines Rhinophyms hatte – ist nicht von ungefähr mit reichlichem Alkoholgenuss gekoppelt.

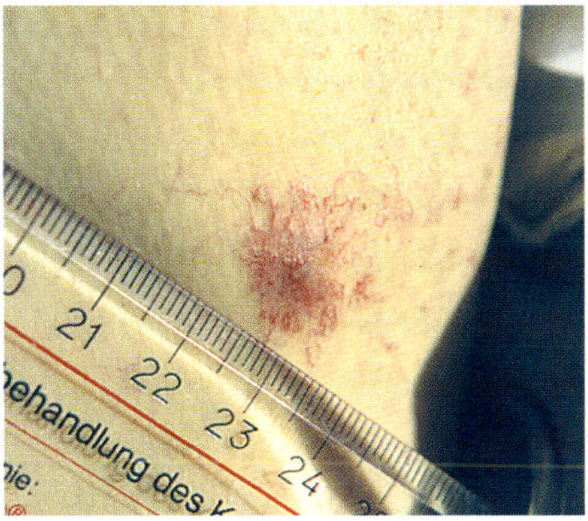

Auch die Haut signalisiert dem Kundigen bereits die Schädigung der Leber, hier mit dem Bild eines Eppinger-Sternchens.

Beim Übergang der Leberzirrhose in das dekompensierte Stadium steigt der Druck in der Leber an. Zwei Thesen versuchen zu erklären, wieso der Druck in der Leber ansteigt: Die eine besagt, weil die Leberzellen anschwellen, die andere, weil die Reparatur durch Bindegewebszunahme die Leberkanälchen strangulieren könnte. Der steigende Leberinnendruck führt zu den Zeichen der dekompensierten Leberzirrhose mit Bauchwassereinlagerung, Krampfaderbildung in der Speiseröhre und zentralnervösen Beeinträchtigungen bis hin zum Koma.

Bauchwassersucht verursacht einen kugelrunden Bauch, der mit Gewebswasser gefüllt ist. Durch Abpunktion dieses Wassers kann keine Erleichterung mehr erreicht werden, da dieses Wasser sofort neu produziert wird. Die Venenerweiterungen in der Speiseröhre bergen die Gefahr, dass diese bei zunehmend dünneren Gefäßwänden nicht nur durch härtere Speiseanteile, sondern auch spontan bluten können – eine Blutung, die, da schwer zu stillen, zum Tode führen kann.

»Verbluten oder Verblöden«

Mit »Verbluten oder Verblöden« lässt sich das Endstadium einer Leberzirrhose beschreiben. Das Leberkoma als letzte Phase der zentralnervösen Beeinträchtigung ist mit dem Leben nicht mehr zu vereinbaren. Die Hirnschädigungen beginnen mit Stimmungsschwankungen und verändertem Schlafrhythmus, dann folgen Verwirrung, Bewusstseinstrübung und Koma. Bei chronischem Verlauf, wenn das Endstadium erst nach Jahren erreicht wird, entspricht der auf das Gehirn prasselnde Dauerregen von nicht mehr ordentlich zu entgiftenden Stoffwechselprodukten einer chronischen Vergiftung des Gehirns mit zunehmender Zerstörung intellektueller Fähigkeiten. Die bösartige Variante kompensatorischer Reparaturvorgänge in der Leber ist das Leberkarzinom.

Bauchspeicheldrüse

Neben der Leber liegt das nächste durch maßlosen Alkoholgenuss zu schädigende Organ: die Bauchspeicheldrüse. Diese kann hochakut mit einer Entzündung (Pankreatitis) erkranken, eine derart schmerzhafte Attacke, dass sie zur Krankenhauseinweisung führen kann. Bei sich wiederholenden Entzündungsphasen entwickelt sich ein chronischer Verlauf, der das Organ Stück für Stück zerstört. Während die akute Pankreatitis meistens folgenlos abheilt, kann die chronische Pankreatitis durch die zunehmende Beeinträchtigung des vollen Funktionsumfangs der Bauchspeicheldrüse Ausfallserscheinungen auslösen.

Pankreatitis

Die Bauchspeicheldrüse produziert Enzyme, mit denen Nahrungsfette und mit diesen alle fettlöslichen Vitamine (A, D, E und K) für den Körper resorbierbar werden. Sollte dieses Wirkspektrum ausfallen, kommt es über massige Fettstühle (lehmartige, ungeformte Massen, die in der Toilettenschüssel förmlich kleben) zu merklichen Verlusten dieser Substanzen. Der Ausfall des zweiten Arbeitsfelds der Bauchspeicheldrüse führt zu Insulinmangel. Insulin ist das Hormon, mit dem die Zellen Zucker als Energieträger verarbeiten können. Ohne Insulinproduktion wird der Mensch zuckerkrank, d. h. abhängig von regelmäßigen Insulinspritzen. Da auch im weiteren Verlauf der Insulingegenspieler Glucagon nicht mehr ausreichend zur Verfügung gestellt wird, ist eine solche Blutzuckererkrankung nie so gut einstellbar wie Blutzuckerkrankheiten anderer Ursache.

Fettstühle

Zwillingsforschung

Konfrontiert mit der Alkoholkrankheit ist auch der Arzt nie ganz frei von dem Gefühl, dass dieses Schicksal auf persönlicher Schuld beruhe, dass man die Entwicklung einer Alkoholkrankheit mit eigenem Willen steuern könne. Dabei ist sich die Forschung bezüglich der Möglichkeiten, die Suchterkrankung schon im Ansatz zu verhindern, noch nicht einmal in der Beurteilung der Anfangsbedingungen einig: angeboren oder umweltprovoziert?

Persönliche Schuld?

Sicher ist das Familienbild des Alkoholikers durch eine höhere Zahl von Alkoholkranken in der engen Verwandtschaft »kontaminiert«, aber auch Zwillingsvergleiche oder Adoptionsverläufe haben keine eindeutige Ursache dieser Erkrankung finden lassen. Bei der Zwillingsmethode werden eineiige mit zweieiigen Zwilingen im Lebenslauf verglichen; dabei werden früh voneinander getrennte Zwillinge innerhalb verschiedener Umfelder beobachtet.

Studienergebnisse aus den verschiedensten Regionen (Skandinavien, USA, Großbritannien) zeigen bezüglich paralleler Alkoholismusentwicklung Übereinstimmungen zwischen 12% und 70%: Das ist weder für noch gegen die Theorie einer angeborenen Alkoholschwäche verwendbar. Bei Adoptivstudien werden Adoptivkinder in einem alkoholgefährdenden Milieu untersucht, aber auch wegadoptierte Kinder alkoholkranker Eltern in normalen Familien; hierbei sind die vorliegenden Zahlen ähnlich weit gestreut, also nicht als Beweis zu verwenden.

Adoptivstudien

Psychopathologie

Bei dem Versuch zur Prophylaxe einer möglichen Alkoholkrankheit wurden Persönlichkeitsmerkmale kategorisiert, von denen anzunehmen ist, dass die Gefahr späterer Erkrankung bestünde. Der typische Alkoholikercharakter wurde quasi »vermessen«, die Wahrscheinlichkeit, unter Belastung zum Alkohol zu greifen, analysiert. Auch die Gesellschaft und ihre Haltung zum sozialen Trinken wurden durchleuchtet, die Zugriffsmöglichkeiten zu alkoholischen Getränken ebenso wie Arbeitsplatzsituationen abgewogen, aber: *still confused, but on a higher level*, frei übersetzt: »Wir sind immer noch so dumm wie am Anfang, aber auf höherem Niveau.« Bislang reichen alle diese Ergebnisse nicht aus, um eine wirksame und rechtzeitige Alkoholismusprophylaxe durchführen zu können.

Soziales Trinken

Es gibt psychoanalytische Theorien, die wundervoll erklären können, woher der Selbsthass des Alkoholikers kommt, welche Belohnungsstrategien angesprochen werden und wie sehr das Machtgefühl dabei mitspielt. Zur Gewissenserforschung jedes Einzelnen von uns – und auch zur Erforschung auffälliger Verhaltensweisen innerhalb der eigenen Familie oder des Freundeskreises – stellen wir hier eine praktikable Einteilung alkoholkranken Fehlverhaltens vor:

Selbsthass

Nach *Jellinek* werden fünf Kategorien des Alkoholikers unterschieden:

- Alpha-Alkoholiker trinken aus psychischer Abhängigkeit heraus, ohne Kontrollverlust, dies sind am ehesten Konflikttrinker.
- Beta-Alkoholiker zeigen keine sichere Abhängigkeit, sind aber in der Gesellschaft leicht zu verführen, man kann sie als Gelegenheitstrinker bezeichnen.

- Gamma-Trinker sind die süchtigen Trinker mit psychischer und physischer Abhängigkeit.
- Delta-Alkoholismus heißt über den Tag verteilt große Mengen zu trinken, ohne Kontrollverlust, aber unfähig zur Abstinenz.
- Der Epsilon-Trinker trinkt nur episodisch: Quartalssäufer. Französische Forscher zählen zu dieser Gruppe auch Alkoholikerinnen, die nur dann und wann heimlich trinken.

Fetales Alkoholsyndrom

Im Gegensatz zu vielen anderen Krankheiten ist die Alkoholkrankheit nicht nur auf den Patienten selbst begrenzt, sondern kann ihre Auswirkungen auf die nächste Generation weitergeben. Die Schädigung des werdenden Lebens bei Alkoholgenuss durch die Mutter vor und während der Schwangerschaft lässt sich häufig am Gesicht des Neugeborenen ablesen. Feststellbar ist das fetale Alkoholsyndrom an tiefliegenden Ohren, kleinen Schädeln, runder Stirn mit verkürztem Nasenrücken, schmalem Lippenrot und flachem Kinn, leider auch geistigen Behinderungen.

Gesichter der Neugeborenen

Dabei handelt es sich im Gehirn um den millionenfachen Untergang von Hirnzellen im Stadium sich ausbildender Vernetzung. In manchen Hirnregionen werden bis zu 30% aller Hirnzellen zerstört. Als Wirkfaktor wurde weniger die Alkoholkonzentration als die Zeitdauer der Einwirkung des Alkohols auf die Zellen identifiziert.

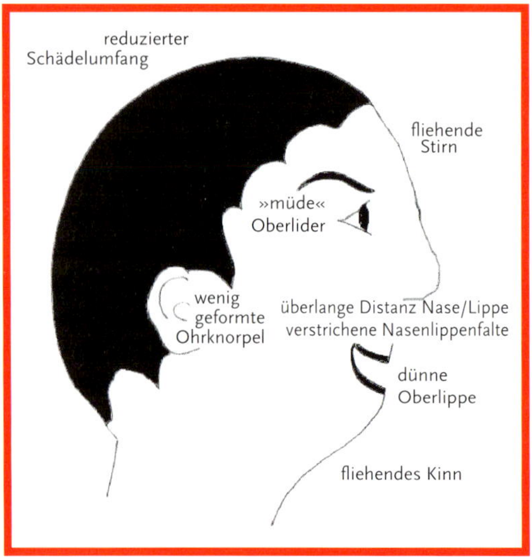

Bei Kindern alkoholkranker Mütter können sich diese Kopfveränderungen in verschiedener Stärke ausprägen.

Auch hier sind die Folgekosten durch die verschiedengradigen Behinderungen enorm: 1987 waren in den USA für die Versorgung von durch das fetale Alkoholsyndrom behinderten Mitmenschen 321 Millionen Dollar notwendig. Bis zu 40% der Kinder von Alkoholikerinnen sind geschädigt, das sind in Deutschland etwa 2500 Neugeborene pro Jahr.

! Da es bis heute keine identifizierbare Wirkschwelle des Alkohols in und vor der Schwangerschaft gibt, ist nur absolute Enthaltsamkeit ratsam. Dies gilt auch für die Zeit des Stillens.

Amerikanische Forscher wundern sich über die relative Häufigkeit des fetalen Alkoholsyndroms in den USA bei relativ moderatem Alkoholkonsum. Es wurden etliche Ursachen als möglich diskutiert. Da man das Problem des *Underreporting* anscheinend nicht kennt oder nicht kennen will, prägte man etwas vorschnell den Ausdruck »amerikanisches Paradox« – die Ursache ist alles andere als paradox.

Underreporting oder amerikanisches Paradox

Die zerstörte Zukunft derart geschädigter Kinder nach Erreichen des Erwachsenenalters wird durch deren weiteres Schicksal demonstriert. Zwischen 1974 und 1997 wurden an der Universitätsklinik Tübingen mehr als 350 Kinder mit Alkoholsyndrom geboren. Nach Erreichen des Erwachsenenalters konnten 52 nachuntersucht werden. Mehr als die Hälfte besuchte Sonderschulen, keiner eine höhere Schule, 37 übten einen ungelernten Beruf aus, 12 lebten in einem Heim, einer im Gefängnis.

! Aus diesem Teil der Diskussion über die Gefahren des Alkohols ist die ärztliche Zurückhaltung bezüglich der Lehren aus dem französischen Paradox zu verstehen, denn die Hauptschwierigkeit für die Mehrzahl aller Menschen dürfte in der maßvollen Beschränkung des Alkoholverbrauchs liegen.

Alkohol und Krebs

Nachdem wir nun jungen Frauen aus gutem Grund im Rahmen der Familienplanung von Alkoholgenuss abraten müssen, machen wir bei dieser Gruppe weiter: Alle Schwellenwerte bezüglich Alkoholtoleranz und optimaler Dosis – und darin sind sich alle Autoren einig – sind im Vergleich zu denen der Männer zu halbieren. Eine jüngst erschienene Arbeit aus dem Krebsforschungszentrum Heidelberg unterstreicht dies. Anhand einer klinikbasierten Fall-Kontroll-Studie bei Frauen wird gezeigt, dass ein gesteigertes Krebsrisiko des oberen Luftwegs- und Verdauungstrakts auch bei moderatem Alkoholkonsum und sogar bei Nichtraucherinnnen vorliegt.

Die genauen, die Gefährdung darlegenden Zahlen sind nicht uninteressant: In Deutschland versterben jährlich etwa 2000 Frauen an Krebserkrankungen der Gewebsgruppe Mundhöhle, Rachen, Kehlkopf. Wahrscheinlich haben diese Gewebe wegen ihres direkten Alkoholkontaktes ein besonderes Risiko zu tragen. In einer Arbeit wurde die Vorgeschichte speziell den Tabak- und Alkoholkonsum betreffend von 62 Frauen mit Krebserkrankung in den oben angegebenen Bereichen mit entsprechenden Angaben von 248 zufällig ausgewählten Kontrollpersonen verglichen. Alkoholgenuss lag bei fast 60% der Krebspatientinnen vor, bei nur 18% der Kontrollgrupe. Über 40% der Kranken konsumierten mehr als 30 g Alkohol pro Tag, aber weniger als 1% der Kontrollgruppe.

Ein 29faches Risiko!

Bei statistischer Bereinigung, um den Tabakeinfluss auszuschließen, ergab dies ein 29faches Risiko für die hier diskutierten Krebsarten ab einem täglichen Alkoholverbrauch von mehr als 30 g bei Frauen – einfaches Risiko wird mit einem Konsum von weniger als 10 g Alkohol/Tag definiert.

Teuflischer Kreislauf

Trotz der ermutigenden Ergebnisse der *Nancy-Studie* ist Alkohol und Krebs ein Thema. Wenn wir den Abbauweg des Alkohols rekapitulieren, kann dies nicht verwundern. Acetaldehyd ist eine stark toxische Substanz, und die langwährende Einwirkung von Schadstoffen, die betroffene Zellen zu Reparaturmanövern zwingen, führt auch zu einer Überzahl defekter Reparaturwerkzeuge. Wenn dieser teufliche Kreislauf die Einsatzkraft der eigentlich zur Korrektur vorgesehenen Zellen übersteigt, entarten diese bösartig und zeigen krebsartig ungehemmtes Wachstum. Dies geschieht überall dort, wo das Gewebe, in Nase, Rachen, Kehlkopf, mit Alkohol direkt in Kontakt gebracht wird. Trinker hochprozentiger Zubereitungen sind somit noch deutlicher gefährdet.

In der Brustdrüse scheint sich der risikoreiche Weg der Bildung von Krebszellen anders abzuspielen. Nach Alkoholgenuss werden erhöhte Wirkspiegel für männliche und weibliche Geschlechtshormone festgestellt, die einen Einfluss auf die Neubildung von Zellen haben könnten. Auch hier addiert sich die Hemmung von Reparaturvorgängen.

Enddarmkrebs

Bezüglich Enddarmkrebs scheint Bier gefährlicher als Wein zu sein – je nach der genossenen Menge mit einem Multiplikationsfaktor von 1,5 bis 3,5. In diesem Organ gilt eine andere Entstehungstheorie. Da im Stuhl die gleiche Alkoholkonzentration zu finden ist wie im Blut und Darmbakterien über einen ebenfalls Acetaldehyd produzierenden Enzymbesatz verfügen, ist davon auszugehen, dass die Acetaldehydkonzentration nach Alkoholgenuss im Enddarm hochgiftige Spiegel erreicht, denn der weitere Abbau des Acetaldehyds in

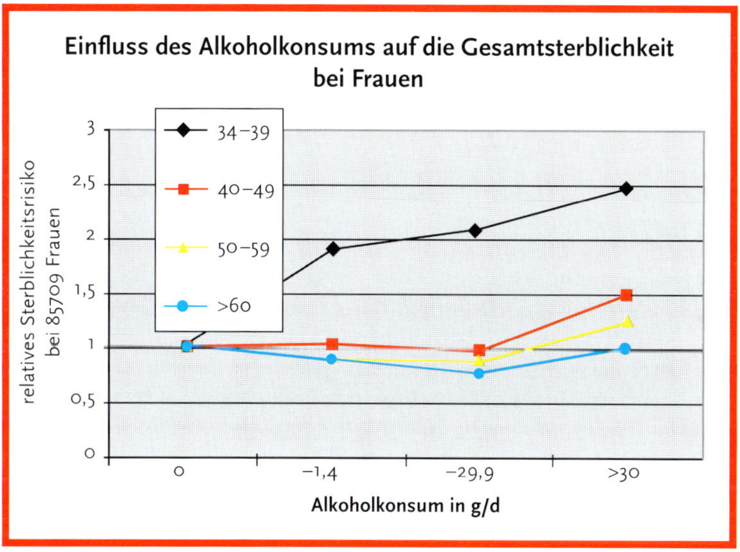

Die derzeitige Datenlage erlaubt es nicht, das bisher ausgeführte, nämlich die Empfehlung zu täglichem moderaten Weingenuss auch auf den jüngeren weiblichen Bevölkerungsanteil anzuwenden, wohingegen mit zunehmendem Alter auch bei Frauen die typische J-förmige Korrelation darstellbar wird.

Acetat ist den Darmbakterien nicht möglich. Wein ist hier von Vorteil: An den in Wein verpackten Alkohol kommen die Darmbakterien aus nicht geklärten Gründen nicht heran, können also kein Acetaldehyd produzieren.

Die Krebshäufung in der zirrhotischen Leber ist überschießenden Reparaturvorgängen des noch gesunden Lebergewebes anzulasten, das bei hochfrequenter Zellbildung unter äthyltoxischer Einwirkung auch relativ viele misslungene, als Krebszellen weiterwuchernde Ersatzzellen produziert. Parallel dazu ist das Ausmerzen solch defekter Modelle durch die Alkoholwirkung behindert.

! Ein zweiter Weg, in der zirrhotisch veränderten Leber Krebs hervorzurufen, läuft über das durch Alkohol gestörte Immunsystem mit der Schwächung diverser Funktionen weißer Blutkörperchen. Durch diese reduzierte Abwehrlage neigen Alkoholkranke vermehrt zu chronischen virusbedingten Entzündungen der Leber. Bei abstinenter Lebensweise reduziert sich zwar die Gefahr eine Dekompensation der Leberzirrhose zu erleiden, es erhöht sich also die Überlebenschance, damit aber auch die Gefahr, dass aus der chronischen Virusentzündung eine bösartige Lebererkrankung entsteht.

Pankreaskarzinom

Bei der Krebserkrankung der Bauchspeicheldrüse (Pankreaskarzinom) scheinen andere Wirkmechanismen vorzuliegen. Es finden sich Dosis-Wirkungs-Kurven für die Entstehung einer Entzündung der Bauchspeicheldrüse beim Rauchen, getrennt davon auch für den Alkoholkonsum, aber bezüglich der Krebserkrankung nur für das Rauchen, nicht für Alkoholverbrauch.

Allergie und Intoleranz

Oft fürchten Allergiker unter den Folgen eines gestörten Abwehrsystems zu leiden. So formuliert ist diese Annahme richtig, aber der in der Laien-Presse als logische Folge suggerierte Satz: »Also muss das Immunsystem gestärkt werden«, ist nicht berechtigt. Im Gegenteil: Allergiker leiden unter einem zu aggressiv arbeitenden Abwehrsystem. Dieses Immunsystem bekämpft, weit über das Ziel hinausschießend, gesundes körpereigenes Material. Die dabei freigesetzten Botenstoffe ziehen weitere Kreise als von einem gesunden Verteidigungssystem zu erwarten und schädigen damit mehr und mehr Organsysteme. So kann es beispielsweise nach Kontakt mit Blumen – Primeln sind dabei häufige und heftige Auslöser – zu Asthmaanfällen kommen.

Überschießende Abwehrreaktion

Asthma

Asthma ist eine Verengung der luftführenden Kanäle der Lunge, mit der Folge, dass der Patient nicht mehr ausreichend schnell ausatmen kann, um die verbrauchte Luft in den Lungenbläschen gegen frische Aussenluft auszutauschen. Ein Mechanismus, der leider überhaupt keinen vorstellbaren sinnvollen Zweck erfüllen kann, wenn es darum geht, den Körper gegen die heranbrandenden Horden feindlicher Blumensträuße zu verteidigen, ein Mechanismus also, den man bremsen oder vermeiden müsste.

Migräne

Andere ähnlich störende allergische Reaktionen scheinen hinter vielen Migräneformen zu stehen. Die Botenstoffe der verschiedenen allergischen Reaktionen werden nicht nur im Körper gebildet, sondern ihm unter Umständen von außen zugeführt. Dies geschieht durch die biogenen Amine Tyramin, Serotonin, Histamin und Phenylalanin. Von außen in den Körper eindringend können diese quasi als Quereinsteiger die fehlgeleitete Abwehrform Allergie starten.

Tyramin und Histamin

Tyramin findet sich in Chianti, auch in rotem Burgunder! Histamin, der erste und stärkste Allergieauslöser überhaupt, entsteht bei durch Mikroben eingeleiteten Abbauprozessen. Es ist so wirkungsvoll, dass wir wirklich keine Zufuhr von außen benötigen. Aber derartige Abbauprozesse stehen am Anfang der Produktion erwünschter

Stoffe: Bier, Essig, Sauerkraut, Käse und Wein. Gerade die letzte Paarung ist für empfindliche Menschen dann keine empfehlenswerte Mahlzeit mehr. Die Empfindlichkeit jedes Menschen bezüglich solcher Stoffe kann variieren, je nachdem, was der Körper sonst noch zu erledigen hat.

Diamino-oxidase

Die Histamin abbauende Diaminooxidase könnte etwa durch die Entsorgung einer bakteriellen Durchfallserkrankung oder durch die gleichzeitige Beanspruchung durch einen Heuschnupfen so überlastet sein, dass Histamin sich ungehindert mit allen unerwünschten Folgeerscheinungen in allen Organsystemen ausbreiten kann. So könnte eine Weinallergie entstehen. Schwefelhaltige, aus der Kellertechnik stammende Restsubstanzen können ebenfalls Asthma auslösen.

Weinallergie

Bei Verdacht auf weininduzierte Allergie und vorausgesetzt die Erscheinungen beschränken sich auf leichte Reaktionen wie Niesen oder Augentränen, empfiehlt es sich, den für den betreffenden Menschen verträglichen Wein herauszufinden. Dabei zahlt es sich aus, mit dem Winzer selbst ein vertrauensvolles Beratungsgespräch zu führen.

Beraten lassen

Außer den biogenen Aminen im Wein gibt es auch Provokationswege, bei denen durch Wein aus Blutplättchen deren biogene Amine freigesetzt werden. So können Rotweinflavane Migräne verursachen – trotzdem sind eher in Stresseinwirkungen als in Weingenuss die Migräneverursacher zu suchen. Kopfschmerzen am nächsten Morgen (nach dem, was wissenschaftlich nun *Binge-Trinken* heißt) sind jedoch häufiger als Migräne. »Kater« ist ein Alkoholentzugs-Kopfschmerz – aber allzu viel ist nicht darüber geforscht worden.

»Kater«

Dass der oft angeschuldigte Wein bei Lebensmittelunverträglichkeiten nur gering repräsentiert ist, ist eine weithin unbekannte Tatsache. *Lebensmittel-Intoleranzen sind keine Allergien*, sondern ungefährliche Erscheinungen: Rülpsen, Magendruck, Blähungen u. ä. Nach einer 1990 veröffentlichten Befragung der Arbeitsgemeinschaft für klinische Diätetik rangieren Hülsenfrüchte, Gurkensalat und fritierte Speisen auf den Plätzen 1 bis 3 der Hitliste bundesdeutscher Unverträglichkeiten, Weißwein ist auf Rang 26, Rotwein auf 32 zu finden.

Gewicht

Ein Zeitgeist-Ideal

Niedriges Körpergewicht ist das Ideal des Zeitgeistes. Nicht das Verfügen über hochkalorische Ernährung als Ausdruck der Befähigung

Nachwuchs zu versorgen, sondern Schlankheit wird angestrebt. Alkohol spielt auch hierbei eine Rolle – allerdings anders als viele Diätformen und Kurangebote glauben machen wollen.

Kalorischer Überschuss

Alkohol ist eine hochkalorische Lösung. Bei gleichzeitiger ausreichender Nahrungsversorgung führt Alkohol zu einem Kalorienüberschuss. Da Alkohol nicht gespeichert werden kann, führt er indirekt dazu, dass parallel aufgenommene Speisen ihrerseits die Fettspeicher auffüllen und es entsteht Übergewicht. Nur Alkoholkranke, die mehr als 20% ihres Energiehaushaltes mit Alkohol bestreiten, werden Gewicht verlieren: durch einen höheren Energieverbrauch wegen der Leberschädigung, durch Mangelernährung anderer Art und durch gesteigerten Abbau des Speicherfetts.

! Gängige Kurformen, die Wein einschließen, müssen notwendigerweise die Kalorienaufnahme für die Anwendungsdauer senken. Eine derart unbalancierte Nahrung sollte nur über kurze Zeiträume akzeptiert werden.

Zähne

Weinverkoster

Das Risiko berufsmäßiger Weinverkoster war Gegenstand einer weiteren Untersuchung. Ziel der Studie war das Gebiss dieser armen Menschen. Man hat 19 Profis gefunden, die sich als Weintester (im Dienste des staatlichen schwedischen Alkoholmonopols) ihren Lebensunterhalt verdienen müssen. Bei ihnen registrierte man aufgrund der häufigen und längerwährenden Weineinwirkung eine direkte Beziehung zwischen Berufsjahren und Zahnschmelzzerstörungen, da Wein eine schwache Säure ist.

Ich hoffe, Ihnen in diesem zur Vorsicht mahnenden Kapitel Respekt vor den alkoholbedingten Krankheiten beigebracht zu haben, auch Verständnis für die vorsichtige Art, mit der wir Ärzte uns im Gegensatz zu reinen Nahrungsmittelspezialisten diesem Thema nähern müssen. Sie verstehen jetzt wahrscheinlich besser, warum ärztliche Empfehlungen zum Weinkonsum immer gebetsmühlenartig mit den Worten »mäßig« und »moderat« verbunden werden müssen.

8. Trittbrettfahrer

Die chemische Analyse von Arzneipflanzen führt über den Weg der Isolation einzelner Wirkstoffe und deren künstlichen Herstellung zu der Medikation, wie wir sie heute als skalpellgenaue Therapiemöglichkeit kennen. Was liegt näher, als bei den oben geschilderten Einzelsubstanzen des Weins und den anderen sekundären Pflanzenstoffen dasselbe zu versuchen? Das Für und Wider der Resveratrol-Pillen haben wir schon kennen gelernt. Den boomenden Markt mit Vitaminen ahnt man, seitdem die hohen Finanzstrafen für das Vitaminkartell multinationaler Chemiefirmen auf die dahinter stehende Gewinnmarge aufmerksam gemacht haben.

Ein Vitaminkartell

Die hohen Gewinne, die das Geschäft mit Vitaminen und so genannten Nahrungsmittelergänzungen zur Zeit noch abwirft, werden aber keine große Zukunft haben, wenn sich – wie das *TIME-Magazin* prognostiziert – auch im Bereich dieses Astes medizinischer Dienste der kritische Geist des Verbrauchers zunehmend auf Kosten-Nutzen-Analysen stützen kann. Die derzeitige Datenlage ist eindeutig: Einseitige und hoch dosierte Vitaminzufuhr hat in keiner Weise den Effekt der den Weingenuss begleitenden, empfehlenswerten mediterranen Kost erreichen können, im Gegenteil: Unerwarteterweise sind gefährliche Nebenwirkungen aufgetreten.

Kosten-Nutzen-Analysen

Dies trifft auch auf das am längsten bekannte Supplement zu, auf die Ascorbinsäure, bekannt als Vitamin C. Selbst das Genie des zweifachen Nobelpreisträgers *Linus Pauling*, der die prophylaktische Wirkung der hoch dosierten Vitamin-C-Einnahme propagierte, kann nicht ändern, dass es keiner Interventionsstudie gelungen ist dies zu beweisen.

Ascorbinsäure

! Im Gegenteil, es häufen sich nachteilige Resultate, speziell vor Megadosen muss gewarnt werden!

Sowohl Veränderungen des Erbgutes mit nachweisbaren Chromosomenbrüchen wurden festgestellt als auch Verdickungen der Arterienwände bis zum Dreifachen des Ausgangswerts, letzteres bei einer Tagesdosis von 500 mg, die bislang als tolerabel dargestellt wurde.

Chromosomenbrüche

Vitamin A und seine Karotinvorläufer haben trotz des laborchemisch erfassbaren Nutzens im Radikalenfang enttäuscht. β-Karotin scheint als zusätzlich zugeführtes Supplement die Resorption wirksamerer Karotine zu blockieren. In der chinesischen *Linxian-Studie* wurden unter Karotingabe mehr Krebserkrankungen festgestellt. In Kombination mit Vitamin E *(CARET-Studie)* musste man sogar eine Steigerung der kardiovaskulären Sterblichkeit um 26% hinnehmen. Vitamin E allein war bei schon vorgeschädigten Patienten – Personen mit Diabetes mellitus, koronarer oder peripherer Gefäßkrankheit – innerhalb einer Beobachtungszeit von 5 Jahren absolut wirkungslos. Dies ist nun schon als Erfolg zu werten, da eine andere Beobachtungsserie die solitäre Vitamin-E-Einnahme mit einer erhöhten Rate von Schlaganfällen in Verbindung gebracht hat. In der so genannten *CHAOS-Studie* ließen sich zwar die Herzinfarkte um 77% reduzieren, allerdings musste man auf eine erhöhte Rate in der Gesamtsterblichkeit hinweisen.

Linxian-, CARET-, CHAOS-Studie

Die zusätzliche Einnahme von Vitaminen über den natürlichen Obst-und-Gemüse-Weg hinaus scheint also nicht sinnvoll, möglich ist sogar bei der Gabe einzelner Komponenten aus der Antioxidanzienriege eine paradoxe, die Oxidation fördernde Wirkung.

! Für mich und meine Familie galt schon immer: Medikamente aus dem Labor, Nahrung und Nahrungsbestandteile aus der Natur!

Dies gilt auch für andere Supplemente: Mit flavonoidhaltigen Nahrungsergänzungsmitteln kann die schwangere Mutter noch beim Ungeborenen eine besonders tückische Leukämieform auslösen. Omega-3-Fettsäuren sind als Fischölkapseln im Handel und werden weithin gelobt – aber erinnern wir uns: Das Verhältnis Omega-6 zu Omega-3 gerät zunehmend ins Fadenkreuz der Forschung. Das Verhältnis sollte (zur Zeit!) ungefähr 5 : 1 betragen. Mit zusätzlicher Zufuhr ist dies schwer konstant zu halten.

Omega 6/ Omega 3

Ubichinon

Andere beworbene Produkte – Beispiel: Coenzym Q, auch Ubichinon genannt – gibt es zwar im Organismus, aber zusätzlicher Effekt durch zusätzliche Kosten ist nur für die Hersteller zu verzeichnen. Für Freizeitsportler gilt: Wer viel verbraucht, soll auch viel zu sich nehmen, und wer viel essen darf, bekommt erst recht reichlich das, was er braucht, sofern er das Richtige isst. In diesem marktkritischen Sinne hat sich auch die Verbraucherzentrale gegen Nahrungsergänzung festgelegt: Wenig Gesundheit für viel Geld.

Zusammengefasst entspricht die Werbung für Nahrungsergänzungsmittel den typischen Charakteristika der so genannten Glaubensmedizin *(Köbberling)*, die von ihren Kritikern auch gerne als Lizenz zum Gelddrucken umschrieben wird:

- Eine schlichte Idee, die sich plakativ darstellen lässt.
- Sehr breite Wirksamkeit (Motto: hilft gegen alles).
- Nicht bewiesene Erfolge.
- Umsatz, Umsatz, Umsatz.

9. Mediterrane Gebote

(sehr frei nach *Heinrich Böll*)

Während des Urlaubs an einem kretischen Fischerhafen bemerkt ein Londoner Broker, dass die Fischer recht zügig wieder nach Hause zurückkehren – aber mit geringer Beute.

»Warum kommt ihr so früh zurück, warum arbeitet ihr nicht länger?«, fragt er. »Würdet ihr etwas länger und härter arbeiten, könntet ihr euch größere Schiffe kaufen, dickere Fänge einbringen, eine Kooperative gründen, sogar an die Börse damit gehen. Nicht nur ihr würdet damit reich werden!«

»Und dann, mein Herr?« »Dann kommt der beste Teil: Ihr könntet euch zur Ruhe setzen, dem Meer lauschen, mit den Kindern spielen, mit eurer Familie zusammensitzen, mit den Freunden den Wein genießen, in Ruhe alt werden.«

»Aber, aber, mein Herr!«, antwortet der so angesprochene Fischer, der selbstverständlich diesen Ratgeber verinnerlicht hat. »Das haben wir doch längstens erreicht. Sie als Reaktionstyp A könnten dies mit unseren uralten Weisheiten ebenfalls erreichen:

- Trinken Sie mäßig, aber regelmäßig Wein!
- In Ihren Mund kommen nur Stoffe, denen man die Herkunft aus Garten, Feld, Weinberg, Wald oder Meer ansieht!
- Essen Sie wenigstens zweimal pro Woche Fisch aus dem Meer, aber fünfmal am Tag Obst, Gemüse oder Salat – das sei das Hauptgericht, Fleisch ist nur eine Beilage!
- Tun Sie sich nie etwas Schlechtes an – Ihr Essen soll schmecken!
- Benutzen Sie Oliven- oder Rapsöl!
- Essen und trinken Sie vornehmlich im Kreis der Freunde und Familie!
- Arbeit soll Spaß machen!
- Schlafen Sie ausreichend und treiben Sie Sport!
- Bleiben Sie Optimist: Vertrauen Sie auf diese 10 Gebote!
- Trinken Sie regelmäßig, aber mäßig Wein!

Weiterführende und Grundlagenliteratur

Bergner, K.-G.: Weinkompendium für Apotheker, Ärzte und Naturwissenschaftler. Stuttgart, 1993.

Biesalski, H. K., Grimm P.: Taschenatlas der Ernährung. Stuttgart, 1999.

Biesalski, H. K., et al. (Hrsg.): Ernährungsmedizin. Stuttgart, 1999.

Böll, H.: Anekdote zur Senkung der Arbeitsmoral, in: Böll, H.: Aufsätze, Kritiken, Reden, S. 464–466. Köln, 1964.

Copán, J.T.: La salud por el ajo y la cebolla. Barcelona, 1999.

Curtay, J.-P., Souccar T.: Le programme de longue vie. Paris, 1999.

Feuerlein, W., Alkoholismus – Mißbrauch und Abhängigkeit. Stuttgart, 1989.

Ginor, M. A., Foie Gras, a Passion. New York, 1999.

Gussek, K. D. (Hrsg.): BI-Lexikon – Der Wein. Leipzig, 1990.

Halliday, J., Johnson, H.: Wie Wein entsteht. Bern, 1999.

Heseker, B. u. H.: Nährstoffe in Lebensmitteln. Frankfurt/M, 1993.

Kluthe, R., Kasper, H., Gebhardt, A. (Hrsg.): Alkoholische Getränke und Ernährungsmedizin. Stuttgart, 1998.

Jung, K.: Wein – Genuss und Gesundheit. Mainz, 1994.

Lechon, R. (Hrsg.): Vins et Santé – Le premier guide du vin dédié »à votre santé«. Lattes, 2000.

Palmer, N. (Hrsg.): The Molecular Pathology of Alcoholism. Oxford, 1991.

Priewe, J.: Wein – Die neue große Schule. München, 1997.

Renaud, S.: Le régime santé. Paris, 1998.

Rost, W.-D.: Psychoanalyse des Alkoholismus. Suttgart, 1994.

Schaefer, H., Jentsch, G., Huber, E., Wegener, B. (Hrsg.): Herzinfarkt-Report 2000. München, 2000.

Schrader, J., Lüders, S., Dominiak, P.: Arbeit, Stress und Hypertonie. Berlin, 1999.

Stuttaford, T.: To Your Good Health! London, 1997.

Theis, G.: Wein, Lifestyle, Langes Leben. St. Ingbert, 1999.

Worm, N.: Täglich Wein. Bern, 1998.

Stichwortverzeichnis

abstinent 28
Abstinenz 46, 51
Acetaldehyd 59, 116, 124
Acetylsalicylsäure 42, 114
Adoptionsverläufe 120
Adrenalin 102
AGE 59, 65
Akute-Phase-Situationen 45
Aldehyddehydrogenase 116
Alkoholabhängigkeit 111
Alkoholdehydrogenase 116
Alkoholgehalt 14
alkoholische Kardiomyopathie 114
Alkoholkardiomyopathie 114
Alkoholkonsum 16, 125
Alkoholkranke 110, 125
Alkoholmissbrauch 111
Allergie 126
Allicin 93
Alliin 93
Allylpropyl 93
Altersforschung 58
Alzheimer, A. 32
Alzheimer-Häufigkeit 32
Alzheimer-Krankheit 12, 32, 47, 59, 86
American Association for the Advancement of Science 86
American College of Cardiology 51
American College of Nutrition 97
Amerikanische Krebsgesellschaft 30
Analyse der Todesursachen 29
Anox 65
Antibiotika 76
Antioxidanzien 55
Aphrodite 93
Apolipoprotein A_I 75
Apolipoprotein B 44
Apolipoproteine 44
Apoplexie 31
Apoptose 94
Arbeitsgemeinschaft für klinische Diätetik 127
Arbeitszeit 104
Arp, H. 79
arterielles Verschlussleiden 30
Aspirin 42, 114
ASS 114
Asthma 126
Astringin 65
Atherogenität 45
ATP 55
Augsburg 16
autogenes Training 105
Auxerre 22

Bauarbeiter 35
Bauarbeiter-Studie 36
Bauchfett 71
Betain 86
Bias 61
Bier 34
Binge-Trinken 113
Blutdruck 115
Blutfett 71

Blutgerinnung 42
Bluthochdruck 82f., 107
Blutplättchen 42
BMI 72f.
Böll, H. 132
Bordeaux 32
Broca 72
Brot 91
Bruhn, J. G. 108
Bruneck-Studie 34, 104
Brustkrebs 97
Bursztyn, M. 101
Butter 100

CAPRIE-Studie 31
CARET-Studie 130
Champagner 63, 80
CHAOS-Studie 130
Chaptal, J. A. 86
Chardonnay 63
Chlamydien 67
Chloramphenicol 57
Cholesterin 18, 29, 74, 76
Cholesterinspiegel 18
Cholesterinstoffwechsel 38
Chylomikronen 39
Coenzym Q siehe Ubichinon
Cohen, H. W. 107
Cortison 76
CRP 67
Cyren 66
Cytochrom P450 63

Delirium tremens (Alkoholdelir) 113
Depression 106, 107
Deutsche Adipositasgesellschaft 108
Distress 102
DNS 55, 57f., 103
Docosahexaensäure 88, 89
Docosapentaensäure 96
Doppelbindung 87
Dosis-Wirkungs-Kurve 28
Drink 14
Ducimetiäre, P. 27, 96
Duden 53
Dupuytren, G. 118
Durchblutungsstörung 50

Eicosanoide 89
Eicosapentaensäure 88, 89, 96
Elektron 43
Ellison, C. 15
en barrique 62
Enddarmkrebs 124
Endosymbiontenhypothese 56
Entziehungskur 28
Entzug 117
Epicatechin 62
Epidemiologie 10
Ethik 60
Eustress 102
Exportstatistik 24

Fall-Kontroll-Studie 45, 92, 98
Fetales Alkoholsyndrom 122
Fettsäure 88
Fettverbrauch 17
Flavonoide 54, 62
Fluid-Mosaik-Modell 87
Folsäure 86
Framingham 11
Framingham Heart Study 11
Framingham-Kohorte 46
Framingham-Studie 11, 84, 113
Frankreich 18
französisches Paradox 13, 19, 84
free radical disease 56
Freiburg 69
freie Radikale 43, 55
Friedman, M. 102

Gamma-GT 35
Gänseleber 99
Gauß, C. F. 37
Gefäßkrankheiten 35
Gelotologie 106
Gerontologie 59
gesättigte Fettsäuren 19
Gewicht 127
Gichtanfall 60
Glucagon 120
Grapefruitsaft 53
Großbritannien 21

Halsschlagader 34
Harnsäure 60
Harnsteinvorkommen 53
Haustier 105
Hawaii 84
HDL-Cholesterin 40, 75, 99
Heberden, W. 13
Helicobacter pylori 52, 114
Herz- und Gefäßkrankheiten 11
Herzinfarkt 35, 68, 100
Herzrhythmusstörung 96, 100, 106
Hippokrates 84
Histamin 126
Holiday Heart Syndrom 115
Honig 92
Hyperhomocysteinämie 85, 86

Igel 44
Immunsystem 126
Impact 26
Importstatistik 23
in vitro 61
in vivo 61
Innsbruck 34
INSERM 96
Insulin 71
Insulinresistenz 71
Interferonproduktion 101
Izmir 92

Japan 84
Jellinek, E. M. 121
Jerusalem 101
J-förmige Dosis-Wirkungs-Beziehung 33
Jiangsu 94
Job Strain 103
Johnson, H. 63
Jung, C. G. 79
Jung, K. 72

Kälte 100
Karotinoide 60
Katechin 62
kardiovaskuläre Krankheiten 29
Karies 68
Karotinoide 54
Katarakt 56, 59
KHK 16
KHK-Sterblichkeit 70
Klatsky, A. L. 79
Knoblauch 93
Köbberling, J. 130
Kohortenstudie 10
Köln 62
Konfabulationen 112
Konventionalismus 37
Kopenhagen-City-Studie 33, 51
Korfu 83
koronare Herzkrankheit 16
Korrelation 27
Krebserkrankung 124
Krebsforschungszentrum Heidelberg 123
Kreislauf 49
Kreislaufstörung 50
Kreta 83, 93

LDL/HDL-Quotient 70
LDL-Cholesterin 40
LDL-Rezeptor 40
Leberschädigung 116
Leberschrumpfung 117
Lebertran 90
Leberzirrhose 21, 119
Liliaceae 93, 94
Linolensäure 89
Linolsäure 89
Linxian-Studie 130
Lipoprotein 41, 87
Lipoprotein (a) 45
Lungenemphysem 56
Lüttich 68
Lymphgefäße 49
Lyon-Diet-Heart-Studie 95

Magenkrebs 52
Magnesium 70, 76
Mailand 92
Mainz 72
Maßeinheit 14
Mayo Klinik 105
Meditation 105
Melatonin 60
Menopause 45
Messina, M. 97
Metaanalyse 26, 28
metabolisches Syndrom 70
Methionin 85
Migräne 127
Migrationsstudien 84
Mitochondrien 56, 57
Mittelmeerkost 95, 98
MONICA-Studie 15, 18, 19
Morbus Crohn 56
Mozart 105
Multivarianzanalyse 20

Nachkommenschaftsstudie 11
Nahrungsfette 39
Nancy-Studie 29, 124
Nanometer 40
Neapel 91
Nichtraucher 46, 47
Nikotinmissbrauch 32
Normwert 36

Oakland 103
Okinawa 58
Olivenöl 82, 83, 84, 87, 88, 98, 108
Ölsäure 88, 96
Optimismus 106
Ornish, D. 107
Östrogen 66
oxLDL 41, 56, 59, 64, 65

P/S-Quotient 90, 99
Paneth, F. A. 55
Panikattacken 107
Pankreatitis 21, 120
Pankreaskarzinom 126
Parkinson-Krankheit 47
Parodontitis 68
Pauling, L. 129
Payne, Joel 23
peer review 26
Pessimismus 105
Phenylalanin 126
Phylloxera-Katastrophe 22
Physicians Health Study 45
Phytochemicals 54
Pima-Indianer 77
Pinot Meunier 63
Pinot-noir 63
Placebo 16, 68, 72
Plasminogen 44, 76
Polyneuropathie 112
Polyphenol 54, 62, 63, 72, 90
Portulak 88

Primärprophylaxe 95
Proband 14
Prostaglandine 89
Prostatakarzinom 97
Prostazykline 89

Quercetin 62, 65

Rapsöl 96
Raucher 46, 84
Reaktionstyp A 102, 107
Reblaus-Befall 22
Rebsorte 54
Redox-System 61
Regressionsgerade 20
Renaud, S. 13, 27, 41, 42, 61, 79, 91, 92, 96, 98, 108
Resveratrol 63, 64, 65, 66, 129
Rett, K. 88
Rhinophym 118
Rhythmusstörungen 115
Riesling 69
Risikofaktor 11, 12, 44, 50
Risikostratifizierung 35, 36
Riva-Rocci, S. 115
RNS 57
Roggenbrot 92
ROS 43, 56, 58, 60, 65
Roseto 108

Sauerbruch, F. 79
scavenger-pathway 18
Scavenger-Zellen 41
Schaumzellen 41, 42
Schlaganfall 86, 95
Schlaganfallsrisiko 116
Schnittlauch 93
Schwangerschaft 45
Schwindelanfälle 50
Seefische 88, 90
sekundäre Pflanzenstoffe 54
Sekundärprophylaxe 95
Selbstmord 29, 51
Selye, H. 102
senile Makuladegeneration 95
Serotonin 126
Sieben-Länder-Studie 81, 82, 83, 87, 97
Siesta 101
Sixty Minutes 51
Sodbrennen 114
Sojaöl 96
Sonnenblumenöl 91
Spätburgunder 72
Spermatozoit 57
Speziallabor für Polyphenolchemie der Universität Straßburg 63
Standard Drink Unit 14
statistisch signifikant 30
Sterbetafeln 83
Sterblichkeitsrisiko 51
Stickoxid 65
Stilböstrol 66
Stress 45, 64, 102, 103
STROKE 86
Suchtpotential 45
Südwales 42, 76
Superoxiddismutase 60
Syndrom 71

Tabakforschung 46
Tannin 62, 63
Telomer 60
Telomerase 60
Thromboembolien 45
Thromboxan A_2 76
Thrombozytenaggregation 42, 63
Thromobozyten 42
TIA 68
Tofu 96
Tomaten 88

Traubenzucker 92
Triglyceride 40, 75
Tyramin 126

Übergewicht 71
Ultraschallmessmethode 34
Underreporting 15, 123
Unfalltod 29
Untergruppen 28
Urologen 53

Vegetarier 85
Verhaltensmaßregeln 12
Vinexpo 22
Vitamin A 74, 94, 129
Vitamin B_6 85
Vitamin C 39, 60, 61, 62, 72, 90, 129
Vitamin E 39, 60, 76, 90
Vitamin-Interventionsstudien 86

Weidenrinde 42
Weinanbaufläche 22
Weinexporteur 22
Weingenuss 51
Weinindustrie 22
Weinproduzent 22
Weinverbrauch 21
Weinverkoster 128
Weinwirtschaft 13, 22
Weißbrot 92
Welthandel 22
Wernicke-Korsakow-Syndrom 112
Wetterfühligkeit 100
WHO 18, 52
Wolf, S. 108

Yoga 105

Zwiebel 93
Zwillingspaare 32
Zwillingsvergleiche 120